Marc Pierschel
Vegan!
Vegane Lebensweise für alle

W0040204

compassion media

© 2011 compassion media
ISBN 978-3-00-028404-5
2. überarbeitete Auflage 2011
gedruckt auf Recyclingpapier (aus 100% Altpapier)

compassion media
a division of roots of compassion eG
Heisstr. 51
48145 Münster
www.compassionmedia.org
info@compassionmedia.org

Design / Layout: Marc Pierschel
Druck: Interpress, Budapest

Bildnachweise:
S. 07 - Vegan Society (www.vegansociety.com)
S. 16 - Dirk Gießelmann (www.soylent-network.com)
S. 41 - unbekannt!
Alle anderen Fotos: Der Autor

Danke:
Sonni für das allerbeste Lektorat, Deni für „Speziesismus und Sprache",
Michi, Alex, Kolja und Daniel für Lektorat, Mailin für Korrekturen &
Übersetzung, Arne und Christine für „Fische", „Tierpark" & Übersetzung,
Michaela für Korrekturen.

„Better lives have been lived in the margins, locked in the prisons and lost on the gallows than have ever been enshrined in palaces." - Propagandhi

www.rootsofcompassion.org

Inhaltsverzeichnis

Vorwort

„Was kannst du denn dann überhaupt noch essen?" – ist sicherlich die unangefochtene Nummer 1 auf der Top-Ten Liste an Reaktionen, wenn Menschen erfahren, dass ich vegan lebe. Zugegeben, meine ersten Versuche, vegan zu kochen, waren ernüchternd – Tofu aus dem Glas, unmariniert in der Pfanne angebraten, die erste Pizza ohne Käse – es dauerte noch eine ganze Weile, bis ich die Geheimnisse und Vielfalt der veganen Cuisine für mich entdeckt hatte. Im Supermarkt stand ich oft ratlos vor Produkten mit langen Zutatenlisten und fragte mich was es mit den Bezeichnungen und Nummern auf sich hat. Vegan oder nicht? Keine Ahnung. Je mehr ich allerdings über die Umstände erfuhr, unter denen Milchprodukte, Eier und Fleisch „produziert" werden, desto weniger wollte ich für ein kurzes Geschmackserlebnis für das Leiden der Tiere und die Folgen für die Umwelt verantwortlich sein. Dafür nahm ich – wenn auch nicht immer gerne – die verständnislosen Blicke in meinem Freundeskreis sowie die provokanten Bemerkungen meiner Familie am Esstisch in Kauf. „Kein Wunder, dass du so blass aussiehst", musste ich mir mehr als einmal anhören. Nichtsdestotrotz bin ich zehn Jahre später erstens noch am Leben, zweitens ging es mir nie besser und drittens kann ich heute Tieren ohne schlechtes Gewissen in die Augen schauen.

Tierausbeutung beschränkt sich jedoch nicht nur auf die Nahrungsmittelindustrie. Je intensiver ich mich mit dem Thema auseinandersetzte, desto mehr Fragen tauchten auf: „Wurde diese Creme an Tieren getestet?", „Warum ist B12 so wichtig?" oder „Was ist eigentlich Speziesismus?" Die Antworten darauf fand ich erst nach und nach.

Um anderen Veganer_innen ein informatives Nachschlage-
werk zu bieten und allen Interessierten den Start zu erleichtern, habe ich in diesem Buch mein gesammeltes Wissen zum
Thema Veganismus komprimiert aufbereitet.

Veganismus ist in meinen Augen Teil einer notwendigen
Veränderung. Weg von einer Gesellschaft, die Tiere instru-
mentalisiert und von ihrer Ausbeutung profitiert – hin zu
einem respektvollen Umgang mit unseren Mitlebewesen und
Ökosystemen.

Die Zukunft beginnt auf deinem Teller!

Marc Pierschel, *Münster im Dezember 2010*

Anmerkung zur Begriffsverwendung

In diesem Buch verwende ich den Begriff „tierlich" anstatt „tierisch". Meines Erachtens stellt dies, analog zu „kindisch/kindlich", „weibisch/weiblich", eine speziesistische Wertung im Sprachgebrauch dar. Mehr dazu unter „Speziesismus und Sprache" in *Kapitel 3*.

Außerdem verwende ich bei „männlichen" Substantiven die Form „_innen", um alle Menschen anzusprechen.

Wenn nicht anders gekennzeichnet, beziehen sich die Bezeichnungen „vegan" und „vegetarisch" auf ethische Motivationen, da diese in Deutschland am verbreitetsten sind.

Was ist „vegan"?

Ve|ga|nis|mus, der; -: ethisch motivierte Ablehnung jeglicher Nutzung von Tieren und tierischen Produkten.[1]

(*Duden*, das Fremdwörterbuch)

Dies schließt auch den Verzicht auf tierliche Materialien als Kleidung (Seide, Leder, Wolle), in Tierversuchen getestete Produkte sowie andere Tierausbeutungsformen wie Zoo, Zirkus, Sport mit Tieren etc. – soweit möglich – mit ein.

Im Gegensatz zu der ethischen Motivation gibt es auch ökologisch, gesundheitlich oder religiös motivierte Veganer_innen. Diese ernähren sich vegan, folgen aber nicht unbedingt einer veganen Lebensweise.

Kapitel 1

Was bisher geschah

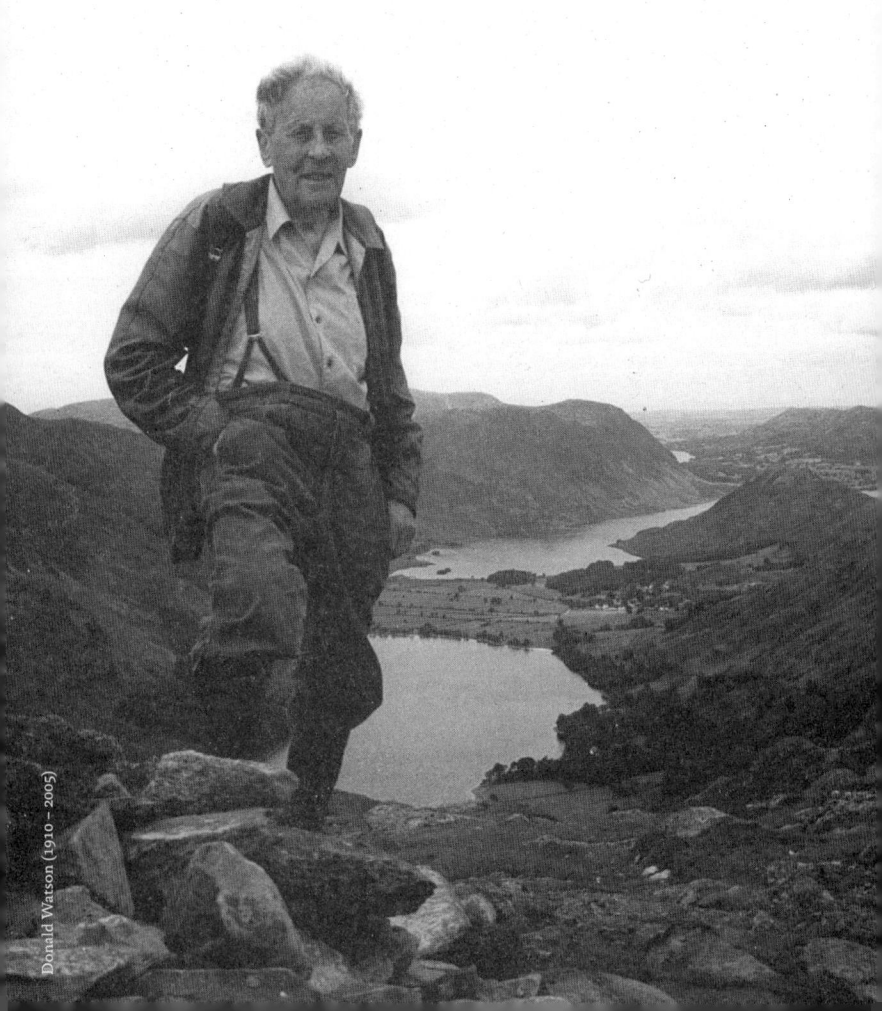

Donald Watson (1910 – 2005)

Ob das Konsumieren von anderen Lebewesen falsch ist, wurde bereits in der frühen Philosophie rege diskutiert. In diesem Kapitel geht es zunächst um die Entwicklung der Idee des Vegetarismus im Griechenland der Antike, bis daraus an jenem 1. November 1944 von einem gewissen Donald Watson in Leicester, England, der Begriff des Veganismus entstand.

Als erste Vegetarier lassen sich die Orphiker, eine religiöse Gemeinschaft in Griechenland 600 v. Chr., bezeichnen.[2] Sie beriefen sich auf die Schriften von Orpheus, einem mythischen Sänger. Nach Auffassung der Orphiker ist die Seele im Körper aufgrund der vergangenen Schuld gefangen und kann nur durch Reinigung befreit werden. Dies war durch den Verzicht auf Fleisch als Lebensmittel und Opfergabe möglich. Statt Fleisch opferten sie ihren Göttern Kuchen und mit Honig bestrichene Früchte. Die Orphiker waren der Überzeugung, „dass jedes Opfer einen Mord beinhalte, der das soziale Leben wie das Dasein jedes Einzelnen mit einer Blutschuld befleckte."[3] Im Glauben an die Seelenwanderung sollte durch den Verzicht auf Fleisch eine reine Seele entstehen, welche als unsterblich galt. Wie die Orphiker, lehnte auch Pythagoras Tieropfer ab und brachte den Göttern nur „unblutige Gaben" dar.Laut einer Überlieferung soll er gesagt haben:

Ihr könnt den Heißhunger eurer bösen, gefräßigen Mägen nicht durch die Zerstörungen von anderem Leben stillen.[4]

Die daraus resultierende religiös-philosophische Gemeinschaft der Pythagoreer glaubte, wie die Orphiker, auch an die Seelenwanderung. Der Vegetarismus wurde als „Enthaltung vom Beseelten"[5] zum Kernbestand des ursprünglichen Pythagoräismus. Pythagoras selbst war Vegetarier, inwieweit seine Anhänger ihm darin folgten, ist allerdings unklar.[6] Der Pythagoräismus galt als Bezeichnung der fleischlosen Ernährung bis zu Beginn des 19. Jahrhunderts, bis dieser vom modernen Vegetarismus abgelöst wurde.

Auch der Philosoph Plutarch berief sich auf Pythagoras.[7] Für ihn stand der Genuss von Fleisch in keinem Verhältnis zum Leid und dem Verlust des Lebens der Tiere. In Deutschland sprach der Mainzer Philosoph Wilhelm Dietler 1787 in seinem Buch „*Gerechtigkeit gegen Thiere [sic]*" vom „Recht der Tiere" auf ein glückseliges Leben.[8] Kurz darauf legte in England der Philosoph und Jurist Jeremy Bentham einen der Grundsteine für den späteren Tierrechtsgedanken. Er sah die Fähigkeit Schmerz zu empfinden als maßgeblich für die Behandlung anderer Wesen, nicht die Fähigkeit der Vernunft oder zu denken.

Die Jaina Mönche in Indien praktizieren seit dem 5. Jahrhundert v. Chr. eine strengere Form des Vegetarismus.[9] Sie essen nicht im Dunkeln und filtern ihr Trinkwasser, um keine Kleintiere zu verschlucken. Sie fegen beim Gehen den Weg vor ihnen, tragen einen Mundschutz und verzehren kein Gemüse, das unter der Erde wächst, weil beim Herausziehen Lebewesen getötet werden könnten.

Gegen Ende des 19. Jahrhunderts gab es in Folge der Industrialisierung einen massiven und radikalen Einschnitt in die Gesellschaftsstrukturen. Die Menschen wanderten in die Städte, um in den neu entstehenden Fabriken zu arbeiten, wodurch die Subsistenzwirtschaft schrumpfte. Mit der beginnenden Massenproduktion konnten Lebensmittel günstiger produziert werden, was eine Veränderung der Ernährungsgewohnheiten zur Folge hatte. Mit den ersten Schlachthäusern wurde die Tötung von Tieren am Fliessband perfektioniert. Der darauffolgende steigende Verzehr von Tieren sollte dem Vegetarismus bald erhöhte Aufmerksamkeit verschaffen.[10]

Die Vegetarian Society

Das Wort „Vegetarier" wurde 1847 vermutlich von den Gründern der vegetarischen Gesellschaft in Großbritannien eingeführt.[11] Es setzt sich zusammen aus den Begriffen Vegetable (pflanzlich) und der Endung -arian (ein Gläubiger oder Anhänger von etwas). Nach ihrer Definition ist ein Vegetarier eine Person, „die kein Fleisch, Fisch oder Geflügel isst, und die Eier und Milchprodukte isst oder nicht isst". Bis heute ist diese Definition unverändert geblieben. Bereits 1851 tauchte der Slogan „leben und leben lassen" im *Vegetarian Messenger* auf, einem monatlichen Magazin, welches unter anderem bereits Alternativen zu Lederschuhen anbot. Wesentliche Aspekte der *Vegetarian Society*, die sich für den vegetarischen Lebensstil einsetzen, sind neben gesundheitlichen Überlegungen die größere Produktivität einer Landwirtschaft ohne Tiere als Nahrungsquelle und die Vermeidung von Gewalt gegenüber Tieren in Hinblick auf die sich ausweitende „industrielle Fleischproduktion".

Vegetarismus in Deutschland

Die Idee verbreitete sich schnell und vegetarische Gesellschaften entstanden in ganz Europa. 1867 wurde der Deutsche Verein für natürliche Lebensweise mit dem Ziel der Verbreitung vegetarischer Ernährung in Leipzig gegründet. Die Vereinsorganisation *Deutscher Verein für natürliche Lebensweise* und der Berliner *Deutsche Verein für harmonische Lebensweise* schlossen sich noch im gleichen Jahr zum Deutschen Vegetarierbund zusammen. 1907 gab es bereits 33 Lokalvereine mit insgesamt 1.500 Mitgliedern. Ende der 20er Jahre wurde die Zahl der Vegetarier in Deutschland auf etwa 200.000 Menschen geschätzt.[12]

Während des ersten Welt-Vegetarier-Kongresses 1908 in Dresden wurde die *International Vegetarian Union (IVU)* als ein Zusammenschluss von allen Vegetarischen Gesellschaften weltweit gegründet. 1935 gab der *Deutsche Vegetarierbund* seine Auflösung bekannt, als es immer schwieriger wurde, sich der drohenden Gleichschaltung durch die Nationalsozialisten zu entziehen.[13]

Im Nationalsozialismus wurde die Idee des Tierschutzes in die NS-Ideologie integriert. Das erlassene Reichstierschutzgesetz ging weit über die bis dahin bestehende Gesetze hinaus. Zuvor war Tierquälerei nur in der Öffentlichkeit untersagt.[14] Bereits 1933 wurde das Schächten verboten, zum anderen wurde der „Natur- und Heimatschutz" propagiert. Naturverbundenheit und Tierliebe passten zum Bild des Ariers. Hitler selbst stellte sich gerne dar als „Menschen- und Tierfreund, der dem Deutschen Volke wirksame Gesetze zum Schutz der Tiere gab".[15] Dabei wurde er von Richard Wagners Schrift *„Religion und Kunst"* beeinflusst, in der für Wagner Fleischkonsum mit dem moralischen Verfall der Menschheit einhergeht.[16] Hitler aß selbst wenig Fleisch, ernährte sich aber nicht vollständig fleischlos.[17]

Der *Internationale Sozialistische Kampfbund (ISK)* – eine sozialistische Absplitterung der *SPD*, gegründet 1917 mit der Unterstützung Albert Einsteins, propagierte Vegetarismus und Tierschutz.[18] Zur Finanzierung errichtete der *ISK* bereits zur Zeit der Weimarer Republik, später auch im Nationalsozialismus, vegetarische Gaststätten in Köln, Berlin, Frankfurt, Hamburg und Bochum. Diese wurden neben der Verbreitung des Vegetarismus-Gedankens dazu genutzt, die Widerstandsarbeit gegen die Nationalsozialisten zu finanzieren.[19]

Nach dem Zweiten Weltkrieg wurde 1946 die *Vegetarier Union Deutschland (VUD)* gegründet, die sich 1973 in Bund für Lebenserneuerung umbenannte. Ab 1984 entstand daraus der *Vegetarierbund Deutschland e.V.* mit Sitz in Hannover, der bis heute aktiv ist.

Lebensreform

In Deutschland entwickelte sich Mitte des 20. Jahrhunderts die „Lebensreform-Bewegung". Das Motto „Zurück zur Natur" wandte sich gegen die negativen Effekte der industrialisierten Gesellschaft im sozialen und gesundheitlichen Bereich und den aufstrebenden Materialismus. Die Lebensreform-Bewegung verband den Vegetarismus mit Alkohol-Abstinenz, Tierschutz, Naturschutz und Naturismus.

Ausgehend dafür war die Verbreitung der Naturheilkunde, die neben einer naturnahen Lebensweise auch vegetarische Kost propagierte.[20]

Das erste Reformhaus, mit Vollkornprodukten, Pflanzenmargarine und natürlichen Arzneimitteln sowie Obst und Gemüsesäften, öffnete 1900 in Wuppertal-Barmen. Der Name *Reformhaus* wurde zum Vorbild für weitere Geschäfte und ist heute der Name einer Einzelhandels-Kette, die 1.886 Filialen in Deutschland betreibt.[21] Zentrale Anliegen der Lebensreformer sind ein neues Naturverständnis, der Fokus auf das Individuum und dessen Beziehung zur Gesellschaft.

Die Vegan Society

Donald Watson und einige andere Mitglieder der *Vegetarian Society* hatten sich zusammengeschlossen, da sie neben der fleischlosen Ernährung keinerlei tierliche Produkte konsumierten. Als ihr Vorhaben, dieses Konzept auf den Vegetarismus auszudehnen, abgelehnt wurde, gründeten sie 1944 ihre eigene Organisation – die *Vegan Society*.[22] Sie bildeten den Begriff „vegan" aus den ersten drei und den letzten zwei Buchstaben des Wortes „vegetarian". Watson erklärte dazu: „Veganismus beginnt mit Vegetarismus, aber führt es weiter zu seinem logischen Schluss."[23] Die *Vegan Society* setzte sich für eine rein pflanzliche Ernährungsform ohne Fleisch, Fisch, Geflügel, Eier, Honig, Milch, Butter und Käse ein. Ebenso wurde die Nutzung von Alternativen zu tierlichen Gebrauchsgegenständen wie etwa Bekleidung und Schuhen propagiert.[24] Im Gründungsdokument ist die Definition von Veganismus wie folgt festgehalten:

Veganismus bezeichnet eine Philosophie und einen Lebensstil, der versucht – soweit möglich und praktikabel – alle Formen der Ausbeutung und des Leides gegenüber Tieren für Lebensmittel, Kleidung oder jeglichen anderen Grund zu vermeiden;

und fördert darüber hinaus die Entwicklung und die Nutzung
von nicht tierlichen Alternativen zum Vorteil von Mensch,
Tier und Umwelt.[25]

Die Anmerkung zur praktischen Umsetzung zeigt, dass die Gründer_innen ein komplettes Vermeiden aller tierlichen Produkte in der modernen Welt bereits für unmöglich hielten. Dies verdeutlicht, dass es ihnen nicht um Perfektion oder „Reinheit" ging, sondern vielmehr um das Vermeiden von Tierleid, auch über die Ernährung hinaus.

Umweltbewegung in Deutschland

Im Zuge der Ökologiebewegung, die nach der Studentenrevolte der „68er" an Bedeutung gewann, zeigten sich in Deutschland wesentliche Veränderungen. Mit dem Bau der ersten Atomkraftwerke, der Bildung von Grünen Bürgerinitiativen und den bekannter werdenden Auswirkungen der Umweltzerstörung (insbesondere saurer Regen) sowie der Gründung von *Greenpeace* 1981 wuchs in Deutschland eine Umweltbewegung und mit ihr auch die Idee des Vegetarismus. Die Vollwert-Ernährung, die in erster Linie ernährungsphysiologisch wertvolle Lebensmittel (z. B. Vollgetreide, Gemüse und Obst) aus kontrolliert biologischem Anbau umfasst, aber Milch- und Fleischprodukte nicht ausschließt, gewann an Bedeutung. Der erste deutsche Bioladen mit dem Namen *Peace Food* wurde 1971 in Berlin eröffnet.[26] Im Vergleich zum Reformhaus standen bei den Bioläden nicht die diätetischen Aspekte der Nahrung im Vordergrund, sondern die Herkunft aus ökologischem Landbau. In anderen Großstädten eröffneten weitere Läden und innerhalb weniger Jahre gab es mehr als 100 Geschäfte. In den ersten Bioläden gab es hauptsächlich vegetarische Lebensmittel aus regionaler Erzeugung, wie z. B. Getreide, das von den Kunden selbst abgefüllt wurde. Das Müsli wurde bekannter, fand aber vorerst wenig Akzeptanz. In den ersten Jahren war die umweltpolitische Bewegung eng mit den Bioläden verbunden, Politgruppen und Bürgerinitiativen nutzten diese oftmals als Treffpunkt zur Basisarbeit.

Tierrechte und Tierbefreiungsbewegung

1975 erschien das Buch *Animal Liberation – Die Befreiung der Tiere* von Peter Singer, welches als wichtiger Beitrag für die Tierrechts- und Tierbefreiungsbewegung gesehen wird (*siehe Kapitel 3*). In Nordamerika und Großbritannien gründeten sich Anfang der 1980er Jahre viele Tierrechtsorganisationen und Kampagnengruppen, die sich gegen Formen der Tierausbeutung, wie Pelzhandel, Tierversuche, Jagd und die Fleischindustrie richteten.

In England wurde bereits 1963 die Hunt Saboteurs Association gegründet, die durch das Sabotieren von Treibjagden gegen die langjährige englische Jagdtradition protestierte. Die *Band of Mercy*, gegründet 1971 von Ronnie Lee, läutete mit der Zerstörung von Einrichtungen, die von Tierausbeutung profitierten, eine neue Ära ein. Daraus entstand die Bezeichnung *Animal Liberation Front (ALF)*, unter deren Synonym jegliche Gruppierungen oder Personen nach vier Grundsätzen (*siehe S. 56*) Sabotageakte oder Tierbefreiungen durchführen.

Inspiriert von der Entwicklung in Großbritannien wurden auch in Deutschland ab den 1980er Jahren Aktionen gegen Tierversuchslabore, Metzgereien und Pelzgeschäfte durchgeführt. Vom Staatsschutz als „Öko-Terrorismus" deklariert[27], führten Aktionen wie Tierbefreiungen, Brandanschläge und Sachbeschädigungen zu einer öffentlichen Diskussion über die Notwendigkeit von Tierversuchen und Pelzprodukten.

In der ehemaligen DDR wurden Ende der 50er Jahre sämtliche Tierschutzvereine mit der Begründung verboten, dass diese „reaktionäre Kräfte" beinhalten könnten[28]. Tierschutzaktivitäten wurden von der Stasi verfolgt.[29] Vegetarismus war aufgrund der geringen Verfügbarkeit von Obst und Gemüse kaum verbreitet und wurde als Askese belächelt. Erst nach der Wende verbreiteten sich Vegetarismus und Veganismus in den neuen Bundesländern.

Veganismus heute

Skandale wie „Gammelfleisch" oder „Dioxin", auf Menschen übertragbare Seuchen wie BSE, Schweinepest oder Vogelgrippe sowie die Auswirkungen der Massentierhaltung auf das Klima haben in den vergangenen Jahren zu einer höheren Akzeptanz eines vegetarischen und veganen Lebensstils geführt.

Allein in Berlin können Veganer_innen bereits eine Vielzahl ausschließlich veganer Cafés und Restaurants besuchen, die *Vegane Gesellschaft Deutschland* wurde 2010 gegründet, der *Veggie Street Day* wurde 2010 in Dortmund mit fast 7.000 Besuchern bereits zum fünften Mal veranstaltet. Tofu und Sojaprodukte sind in fast jedem Supermarkt erhältlich und eine steigende Zahl von Produkten wird als vegan gekennzeichnet.

Veganismus hat sein Nischendasein verlassen und erfreut sich wachsender Beliebtheit. Nach Schätzungen des *Vegetarierbund Deutschland e. V.* leben ca. 600.000 Menschen in Deutschland vegan[30] – Tendenz steigend.

Kapitel 2

Was niemand wissen soll

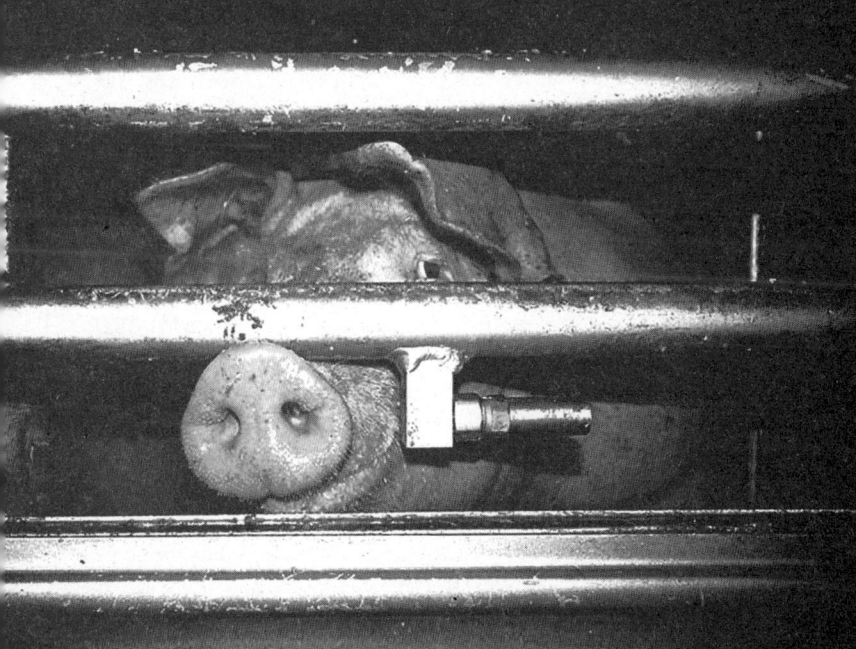

Vegetarier lehnen den Verzehr getöteter Tiere ab. Aber auch hinter Milchprodukten und Eiern verbirgt sich das Sterben von Tieren. Männliche Küken werden getötet, da sie keine Eier legen können und aufgrund ihrer ausschließlichen Züchtung zum Eierlegen keine Verwendung als „Masthähnchen" finden. Das gleiche Schicksal teilen Kühe und „Legehennen", wenn die von ihnen „produzierten" Mengen an Milch und Eiern sinken. Damit unterstützen auch Vegetarier_innen weiterhin die Ausbeutung und das Töten von Tieren. Die Konsequenz eines ethisch motivierten Vegetarismus ist also der Veganismus. Nachdem es im ersten Kapitel um die historische Entwicklung des Veganismus ging, stehen in diesem Kapitel die verschiedenen Bereiche, in denen Tiere ausgebeutet und/ oder getötet werden, im Mittelpunkt. Für eine detaillierte Übersicht zu den einzelnen Formen von Tierausbeutung finden sich am Ende Links zu Websites von Tierrechtsgruppen, die auch auf lokaler Ebene zu diesen Themen arbeiten, sowie einige Buchtipps.

Warum vegan?

Gesundheit – Eine rein pflanzliche Ernährung hat wesentliche gesundheitliche Vorteile. Verschiedene wissenschaftliche Studien, wie etwa die *China-Study*, haben gezeigt, dass eine Ernährung, die viel tierliches Protein beinhaltet, das Risiko, an Krankheiten wie Krebs, Herzerkrankungen oder Diabetes zu erkranken, erhöht (*siehe Kapitel 4*).

Ökologie – Ein weiterer Aspekt sind die verheerenden ökologischen Folgen einer auf „Tierprodukten" basierenden Lebensweise. Insbesondere für die Massentierhaltung werden enorme Ressourcen verbraucht und Ökosysteme zerstört – für die Futtermittelproduktion wird der Regenwald vernichtet (*siehe S. 39*).

Ethik – Der ethische Aspekt, zu dem vor allem das tägliche Leid der zu Lebensmittellieferant_innen und Ressourcen degradierten Tiere gehört, ist einer der Hauptaspekte und als eine Konsequenz des Vegetarismus zu sehen. Dabei steht die Vermeidung jeglichen Tierleids im Vordergrund (*siehe S. 46*).

Spiritualität – Gewaltlosigkeit, der Glaube an die Seele von Tieren oder das Bedürfnis nach stärkerem Einklang mit der Natur können Motive für einen spirituellen Veganismus sein.[1]

Eine kurze Geschichte der Massentierhaltung

Vor der Massentierhaltung existierten nur kleinere Bauernhöfe mit Tierhaltung. Der Grundstein für das Halten der Tiere in Massen wurde in den 1920er Jahren gelegt, als es durch die Entdeckung der Vitamine A und D durch US-amerikanische Wissenschaftler möglich wurde, große Zahlen von Tieren das ganze Jahr über in geschlossenen Räumen zu halten.[2] Durch den Zusatz dieser Vitamine im Futter der Tiere waren ausreichend Bewegung und Sonnenlicht keine Voraussetzung mehr für ihr Wachstum.

Dazu kam die Entwicklung von Impfstoffen und Antibiotika in den 40er Jahren, die das Problem der sich durch diese Haltungsform ausbreitenden Krankheiten scheinbar löste.[3] Durch die Entwicklungen auf dem Gebiet der industriellen Landwirtschaft, welche durch Pestizide und Düngemittel sowie Mechanisierung ihren Siegeszug begann, wurde es möglich, günstige Futtermittel in großen Mengen zu produzieren.

Wurden zuerst Hühner massenhaft gehalten, kamen in den 50er und 60er Jahren auch Rinder und Schweine hinzu.

Für die Tiere stellt die Haltung in großen Zahlen auf kleinstem Raum erhebliches Leid dar. Das Tier wird von der Industrie im Sinne der Produktivität nicht als Lebewesen betrachtet, sondern vielmehr als Nahrungsmittel erzeugende

„Maschine". Es geht um maximale Fleisch-, Milch- und Eierproduktion für den Massenverzehr zu minimalen Kosten.
Immer wieder machen verdeckte Filmaufnahmen aus Massentierhaltungsbetrieben öffentlich, wie sich Tiere aufgrund
von Stress gegenseitig verstümmeln, in ihrem eigenen Kot
oder auf toten Artgenossen stehen müssen.

Im deutschen Tierschutzgesetz heißt es in Paragraf 2, Absatz 1: „Wer ein Tier hält, betreut oder zu betreuen hat, muss
das Tier seiner Art und seinen Bedürfnissen entsprechend
angemessen ernähren, pflegen und verhaltensgerecht unter-
bringen" und – in Absatz 2 – „darf die Möglichkeit des Tieres
zu artgemäßer Bewegung nicht so einschränken, dass ihm
Schmerzen oder vermeidbare Leiden oder Schäden zugefügt
werden".[4]

Objektiv betrachtet wäre damit die Massentierhaltung ge-
setzwidrig, allerdings wird von der Mehrheit der Gesellschaft
das Töten von Tieren zu Nahrungszwecken befürwortet. Dies
verdeutlicht die Kategorisierung als „Nutztiere", welche einen
„Gebrauch" durch den Menschen bereits auf sprachlicher Ebene rechtfertigt. Gesetzlich relativiert werden die Forderungen
des Tierschutzgesetzes für „Nutztiere" in der „Tierschutz-
Nutztierhaltungsverordnung".[5] Aber was genau geschieht mit
„Nutztieren" in unserer Gesellschaft?

Fleisch

Verpackt in Kunststoff, etikettiert und bei konstanten 7 °C
gekühlt, liegen Fleischprodukte sorgfältig sortiert in der
Kühltheke des Supermarktes: Eine Entfremdung wie sie größer
nicht sein könnte. Den wenigsten Menschen dürfte beim Kauf
von Fleisch bewusst sein, welche Leiden mit den Körperteilen
der Lebewesen in ihren Einkaufswagen verbunden waren.
Hinter Mortadella, Buletten, Gyros, Geschnetzeltem, Chicken
Nuggets oder Kotelett verbergen sich Leiden und Qualen von
sogenannten „Nutztieren" wie Schweinen, Rindern, Hühnern
oder Truthähnen, die einzig und allein zu dem „Nutzen"

gezüchtet werden, den Menschen jene „Fleischprodukte"
zu liefern. Im Jahr 2009 mussten in Deutschland 3.453.495
Rinder, 307.258 Kälber, 56.315.240 Schweine, 1.049.049 Schafe
und 792.114 Lämmer für den Verzehr sterben.[6] Die Zahlen der
getöteten Hühner, Enten und Truthühner sind so hoch, dass
diese nur noch in der Gewichtsklasse „Tonnen" angegeben
werden.

Das Lebewesen wird zum Fleischlieferant, zur Ware,
degradiert. Die Bedingungen für die Tiere sind unerbittlich.
In einem kurzen, nach wirtschaftlichen Kriterien strukturier-
ten Lebensablauf, werden sie bereits von Geburt an in einer
massenhaften Abfertigung für einen maximalen Fleischertrag
gemästet. Unter den Haltungsbedingungen können die angeborenen Verhaltensweisen und Triebe nicht ausgelebt werden.
Auf dem Weg zum Schlachthof sehen die Tiere dabei oft zum
ersten Mal das Tageslicht.

Schweine

Ich wohne im Münsterland, wo es doppelt so viele Schweine
wie Einwohner gibt.[7,8] Tiertransporter, Schweinemasten und
deren Güllegestank sind allgegenwärtig. In den 1980er Jahren
stellte der Schweizer Verhaltensforscher Alex Stolba fest, dass
ausgewilderte Hausschweine die meisten Verhaltensweisen
ihrer Vorfahren noch ausübten, obwohl sie bereits seit tausen-
den von Jahren domestiziert und gezüchtet wurden. Anhand
dieser Erkenntnis und als Beispiel für das Leben von Tieren in
Massentierhaltungen hier exemplarisch der fiktive Vergleich
des Wildschweins Luise mit der domestizierten Form, dem
„Hausschwein" Hans, in Freiheit und in Massentierhaltung.
Beim Beispiel des Hausschweins sind zusätzlich die in der
Massentierhaltung verwendeten Begriffe aufgeführt (*siehe
Speziesismus und Sprache, S. 57*).

Das Wildschwein Luise

Die Mutter von Luise sucht vor der Geburt sorgfältig einen Ort für das Geburtsnest aus. Dabei ist dieses nach Süden ungeschützt, damit es von der Sonne erwärmt werden kann. Das Nest polstert sie mit Gras und schützt es gegen Witterung. Während der ersten Lebenstage sind Luise und ihre Geschwister noch sehr kälte- und nässeempfindlich, daher bleibt die Mutter meist im Geburtsnest.

Im Durchschnitt bringt das weibliche Schwein pro „Wurf" etwa sieben Jungtiere zur Welt. Während der Geburt liegt das Weibchen gewöhnlich in der Seitenlage. In den ersten beiden Wochen nach der Geburt ernährt sich Luise ausschließlich von Muttermilch. Im Nest wärmen sich die kleinen Schweine gegenseitig, da ihr Fell noch sehr dünn ist.

Das Hausschwein Hans

Die weiblichen Schweine (Säue) verbringen den größten Teil ihres Lebens in Metallkäfigen (Kastenständen), in denen Sie sich nicht umdrehen können — so auch die Mutter von Hans. Zum ersten Mal in diese Käfige gesperrt, versuchen die Schweine daraus auszubrechen, was oft zu Verletzungen führt. Irgendwann ist der Widerstand der Tiere gebrochen, und es entstehen Verhaltensstörungen wie das Beißen an Gitterstangen oder das ständige Leerkauen.
Weibliche Schweine sind nur rentabel, wenn sie mindestens zweimal im Jahr Jungtiere (Ferkel) gebären. Nach fünf oder sechs Schwangerschaften werden sie geschlachtet.

Nach einer Hormonspritze wird die Mutter von Hans künstlich geschwängert (besamt). In sogenannten „Abferkelkäfigen", die kaum größer sind als das weibliche Schwein selbst, wird Hans mit seinen Geschwistern geboren (abferkeln). Nach der dreiwöchigen Stillzeit werden die Jungtiere der Mutter weggenommen (Absetzferkel), die kurz darauf erneut geschwängert wird. Um zu verhindern, dass sich Hans und seine Geschwister später in den engen Ställen gegenseitig verletzen, werden ohne Betäubung Teile des Schwanzes abgekniffen, die Eckzähne abgeschliffen und die männlichen Ferkel kastriert. Hans landet mit seinen Geschwistern danach in einem kleinen Stall, beheizt auf 30 °C. Es gibt spezielles Futter der Marke *Piggi* (Konzept „höchste Leistung") mit Blutplasma und Fischmehl.

Entgegen ihres Rufs legt Luise viel Wert auf Reinlichkeit. Zusammen mit ihrem Familienverband hat sie verschiedene Bereiche für Essen, Schlafen und als Klo angelegt, wobei dieses mindestens drei Meter vom Schlafplatz entfernt ist. Ihre Schlammbäder dienen zur Körperpflege und im Sommer zur Abkühlung, da Schweine keine Schweißdrüsen haben.

Hans hat aufgrund der Enge keine Möglichkeit, Bereiche für Essen, Schlafen und Koten zu trennen. Auf dem Spaltenboden fließt durch schmale Öffnungen im Boden der Urin ab, und der Kot wird früher oder später durch die Spalten getreten. Aufgrund dieser schlechten hygienischen Bedingungen entstehen häufig offene Verletzungen und Entzündungen an den Gelenken. Um dies zu verhindern, werden routinemäßig Antibiotika eingesetzt. Nicht selten sterben die schwächeren Schweine in Folge der gesamten Tortur.

Luise hat eines der besten Geruchsorgane aller Säugetiere. Sie riecht besser als Hunde und kann leicht Trüffel im Boden aufspüren.

Hans lebt über seinen eigenen Exkrementen, wodurch ein starker Gestank in den Ställen entsteht. Das Ammoniak der Gülle und die anderen Gase in der Stallluft greifen Hans' Lunge an.

Auf dem Speiseplan von Luise steht allerlei im Boden Verstecktes, wie essbare Wurzeln, Würmer, Schnecken oder Pilze, welche sie zielsicher erschnüffeln kann. Aber auch Blätter, Früchte, Kräuter und Gräser schmecken ihr. Da Schweine Allesfresser sind, gehören gelegentlich auch Eier, Mäuse oder Jungvögel in ihr Nahrungsspektrum.

Luise ist schnell! Da sich Wildschweine auch vor Jägern und natürlichen Feinden in acht nehmen müssen, sind sie jederzeit fluchtbereit. Wenn nötig kann Luise mit bis zu 50 km/h schneller rennen als jeder Mensch.

Nachts wandert Luise in ihrem Familienverband bis zu 13 km. Was wahrscheinlich kaum jemand weiß – Luise hat ein „Ich-Bewusstsein" – Primaten, Elefanten, Delfine und einige Vögel erkennt sie sich im Spiegel selbst.[10] Sie ist so schlau, dass sie selbst die Jagdstrategien der Jäger durchschauen kann.[11]

Hans bekommt ein spezielles „Mastfutter" (Marke *Universalmast* – für hohen Magerfleischanteil). Das Futter macht für den Bauern bis zu 70 % der Kosten aus. Es enthält eiweißreichen Sojaschrot aus Übersee sowie Palmöl. Süßstoff und Geschmacksverstärker wie Glutamat sollen den Appetit anregen.[9]

Nach bereits 200 Tagen hat Hans ein Gewicht von 120 kg erreicht. Er wird zusammen mit anderen Schweinen auf einen Tiertransporter geladen. Dicht gedrängt sieht Hans zum ersten und zum letzten Mal das Tageslicht.

Im Schlachthof angekommen riecht Hans' feine Nase das Blut seiner Artgenossen. Verängstigt wird er in die Betäubungsbucht getrieben, wo er mit einer großen Zange durch einen Elektroschock am Kopf betäubt wird. Mit einem Hinterbein wird er an ein Förderband gehängt, wo er nach einem Schnitt durch die Kehle ausblutet. Manchmal schlägt die Betäubung fehl, so dass die Tiere den Vorgang des Ausblutens oder manchmal auch noch das Einbringen in das kochend heiße Brühbad bewusst miterleben. Das Brühbad soll die Haare von

Hans' Körper entfernen und seine Haut aufweichen, bevor er zerteilt (zerlegt) wird.

Luise ist erst im Alter von fünf bis sieben Jahren physisch ausgewachsen und hat noch ein langes Leben in Freiheit vor sich.

Nach sechs Monaten war Hans noch nicht ausgewachsen. Ein Kühltransporter bringt seinen zerteilten Körper in einen „Fleischverarbeitungsbetrieb", in dem er weiterverarbeitet wird: zu Wurst, Schinken oder anderen Fleischprodukten.

Pro Minute wurden 2009 in Deutschland 107 Schweine getötet.[12] Nach den Ergebnissen der Umsatzsteuerstatistik erzielte die Fleischbranche 2005 in Deutschland einen Umsatz von 32,7 Milliarden Euro.[13]

Fische

Fische können individuelle Entscheidungen treffen, können Wissen innerhalb sozialer Netzwerke vermitteln und erkennen einander als Individuen.[14] Jedoch schreien Fische nicht, wenn sie verletzt werden und haben nur wenige Möglichkeiten ihr Befinden – zumindest für den Menschen verständlich – auszudrücken. Sie verfügen jedoch über alle nötigen physiologischen Voraussetzungen, die Lebewesen dazu befähigen, Schmerzen zu empfinden. Die Angelhaken und Fischernetze, der Stress, die rasante Druckveränderung und das Ersticken sind nur Teile der Qualen, welche die Fische beim Fangen erleiden.

Durch den industriellen Fischfang wird das ökologische Gleichgewicht in den Weltmeeren massiv gestört. Mit Schleppnetzen und computerisierten Fischortungsmethoden werden die Meere auf der Suche nach den stetig abnehmenden Fischbeständen durchpflügt und dabei die Lebensräume vieler Meeresbewohner_innen vollständig zerstört. Durch die oft kilometerlangen Schleppnetze oder Langleinen werden andere Fische und Meerestiere, wie Haie, Schildkröten, Rochen, Seepferdchen, Delfine und Wale, mitgefangen und tot oder sterbend wieder über Bord geworfen. Bei der Tiefseefischerei sind die Fische beim Fang einem solchem Unterdruck ausgesetzt, dass ihre Schwimmblase zerplatzen kann, Magen und Speiseröhre aus dem Mund herausstoßen oder auch die Augen hervorquellen können. Alle Fische ersticken entweder qualvoll, sterben an dem Schock, dem sie ausgesetzt werden, oder sie werden unter der Last anderer Opfer zerquetscht. Kleine Fische werden getötet, indem sie auf Eis geworfen werden, größeren Fischen werden Hals und Bauch aufgeschnitten. Für Haifischflossensuppe müssen im Jahr ca. 100 Millionen Haie sterben. Dazu werden bei dem sogenannten „Shark Finning" dem lebenden Hai die Flossen abgeschnitten. Da das Fleisch des Hais als zu wenig „wertvoll" gilt, wird der noch lebende Hai danach zurück ins Meer geworfen, wo er versucht zu schwimmen, stattdessen aber auf den Grund sinkt, auf dem er dann qualvoll erstickt.[15]

Eier

Weibliche Hühner bzw. „Legehennen" werden auf engstem Raum in mehreren Etagen in Batteriekäfigen gehalten oder in der sogenannten Bodenhaltung eingepfercht, so dass sie sich kaum bewegen und somit ihrem instinktiven Verhalten, wie z. B. Scharren und Picken, in keiner Weise bzw. nur sehr stark eingeschränkt nachkommen können. In der Käfighaltung stehen die Tiere in mehreren Käfigetagen permanent auf einem Drahtgitter. Krankheiten und Verletzungen, die bis zum Tod führen können, sind oft die Folge dieser extremen Haltungs-formen. Kranke Tiere werden dabei sich selbst überlassen, da der Wert eines Huhns so gering ist, dass es sich nicht lohnen würde, dem Tier medizinische Hilfe zukommen zu lassen. Um auftretenden Verhaltensstörungen wie Federpicken und Kannibalismus entgegenzuwirken, werden den Küken Teile des Schnabels mit einem Laser oder heißem Draht entfernt. Da der Schnabel bei Hühnern ein überaus wichtiges Tastorgan ist, welches mit Nerven durchsetzt ist, ist dieses Prozedur sehr schmerzhaft. Nach ungefähr einem Jahr, wenn die Eierproduktion des weiblichen Huhns sinkt, wird dieses getötet (die natürliche Lebenserwartung liegt bei fünf bis sieben Jahren). Hier bieten auch die sogenannte Freiland- oder die Biohaltung keine ethisch vertretbaren Alternativen. In jeder Form der „Eierproduktion" werden die Jungtiere „gesext", d. h. nach Geschlecht sortiert. Die männlichen Küken, für die keine Verwendung besteht, werden – meist nur einen Tag alt – erstickt oder zerschreddert und enden als Abfall oder Futtermittel.

In der Massentierhaltung werden Hühner gezüchtet um möglichst viele Eier zu legen. Durch künstliche Lichtzufuhr und Futterzusätze werden sie dazu zusätzlich angeregt. Würden die Eier nicht entnommen, so würde das Huhn (wie andere Vögel auch) mit dem Brüten beginnen, sofern sein Bruttrieb genügend ausgeprägt ist. Dieser wurde allerdings bei den „Legehennen" gezielt „weggezüchtet" oder stark reduziert.

In Deutschland wurde 2009 die herkömmliche Käfighaltung durch die „Kleingruppenhaltung" ersetzt, einem Käfigsystem, in dem die Hennen allerdings nur wenig mehr Platz haben als in den herkömmlichen Legebatterien.[16]

Milch

Auch wenn Kühe oft beim Weiden gesehen werden können, trügt der Schein des „glücklichen Lebens in Freiheit". Die Weidehaltung ist nur noch in Ausnahmefällen anzutreffen, denn die überwiegende Mehrzahl der ca. 4,2 Millionen weiblichen

Kühe in Deutschland lebt oft ganzjährig in Boxenlaufställen auf Betonböden.[17]

Da der Konsum von Milch bereits von Kindheit an propagiert wird, hat sich das Bild der ewig Milch gebenden Kuh etabliert. Dem ist jedoch keineswegs so, denn um den ständigen Milchfluss der Kühe zu gewährleisten werden sie in eine permanente Schwangerschaft versetzt. Um diesen Zyklus aufrecht zu erhalten, werden die Kälber kurz nach der Geburt von ihren Müttern getrennt, was für beide eine emotional schmerzhafte und stressauslösende Prozedur bedeutet. Die männlichen Kälber enden meist als Kalbsfleisch, wobei sie zuvor eine spezielle mineralstoffarme Nahrung bekommen, welche eine helle Farbe des Fleisches garantiert. Die weiblichen Kälber werden mit Ersatzfutter aufgezogen und später als „Milchkühe" genutzt. Die außergewöhnlich hohe „Milchproduktion" der Kühe sowie die intensiven Haltungsbedingungen führen zu Verletzungen und Entzündungen, die unter den schlechten hygienischen Bedingungen der Ställe kaum heilen können. Die groß gezüchteten Euter, die einen maximalen Milchfluss gewährleisten sollen, führen zu Mastitis, einer schmerzhaften Euterentzündung, die nicht selten zum frühzeitigen Tod führt. Wenn der Milchfluss nach etwa fünf bis sechs Jahren nachlässt, werden die Kühe getötet und durch neue „ersetzt". Die natürliche Lebenserwartung einer Kuh liegt bei ca. 20 Jahren.

Honig

Bienen ernähren sich von Pollen und Nektar. Der Nektar wird von den Blüten gesammelt und im Magen der Biene gespeichert, wo dieser mit anderen Sekreten vermischt wird. Zurück im Bienenstock erbricht die Biene dieses Gemisch, aus dem dann nach der Lagerung in Waben Honig entsteht. Dieser dient dem Bienenvolk als Nahrungsvorrat für den Winter. Für einen Liter Honig müssen Bienen durchschnittlich 10.000 Flugstunden leisten und etwa 10 Millionen Blüten anfliegen.

Der Wintervorrat des Honigs, den ein starkes Bienenvolk in einem Sommer produziert (ca. 140 kg Honig) wird vom Imker aus den Waben geschleudert und durch eine Zuckerlösung ersetzt, die einen wesentlich geringeren Nährwert hat, was die Bienen anfälliger für Krankheiten macht.

Bienen haben ein hochkomplexes Sozialverhalten. Sie zeigen kooperatives Verhalten und praktizieren kollektive Entscheidungsfindung, Organisation und Konfliktlösung.

In der Bienenhaltung ist das Erreichen hoher Produktionsquoten für die Tiere mit erheblichen Leiden verbunden. So werden die Bienen am „Schwärmen" gehindert. Der Schwarmtrieb dient dem natürlichen Bestreben der Bienen ihre Staaten durch Teilung zu vermehren. Da aber schwärmende Bienenvölker erheblich weniger Honig liefern, wird das Schwärmen durch Züchtung vermindert oder sogar verhindert. Dies geschieht auch durch das Stutzen der Flügel der Königin, so dass sie kaum noch fliegen kann.

Durch das Töten der Königin alle zwei bis drei Jahre soll die Leistungsfähigkeit und Vitalität des Volkes erhalten bleiben. Gezüchtete Bienen sind anfällig für Angriffe und Krankheiten wie bösartige Faulbrut und europäische Faulbrut, Varroamilben und die damit verbundenen Insekten-Viren. Eine Methode des Umgangs mit der Amerikanischen Faulbrut ist es, den kompletten Bienenstock mit den Bienen zu verbrennen.[18]

Pelz

Millionen von Nerzen, Füchsen, Chinchillas, Kaninchen, Katzen, Nutrias, Hunden, Waschbären und vielen anderen Tieren werden weltweit auf sogenannten „Pelzfarmen" in kleinen Käfigen gehalten, bis ihnen ihr erstes Winterfell wächst. Folgen dieser Intensivhaltung sind stereotype Bewegungsabläufe,[19] Selbstverstümmelungen oder auch Kannibalismus. Im Anschluss werden sie, damit ihr Pelz nicht beschädigt wird, durch Giftspritze, Genickbruch, Vergasung oder Elektroexekution getötet. In Deutschland gibt es nach offiziellen

Angaben noch knapp 30 Nerzfarmen auf denen etwa 300.000 Tiere, meist amerikanische Nerze, gehalten werden.[20] In der Schweiz, Österreich und in Großbritannien sind Pelzfarmen bereits verboten oder die gesetzlichen Auflagen sind so hoch, dass eine „Pelzfarm" wirtschaftlich nicht rentabel ist.

Für Persianer oder Karakul-Fell werden die Lämmer von Karakulschafen vor oder kurz nach der Geburt getötet.

Leder

Während die allgemeine Akzeptanz von Pelzprodukten gesunken ist, hält sich immer noch der Mythos, dass Leder bei der „Fleischproduktion" sowieso anfalle und damit die Haltung und Tötung der Tiere nicht unterstützt würde. Dies ist insofern falsch, da die Vermarktung des ganzen Tierkörpers die Haltung und Ausbeutung der Tiere besonders rentabel macht. Der Verkauf der Haut eines Tieres stellt bis zu 10 % des kompletten „Wertes" dar, der mit der Schlachtung eines Tieres erwirtschaftet wird.

Seide

Der in Südostasien beheimatete Seidenspinner oder Maulbeerspinner ist eine Schmetterlingsart. Hat dieser im Raupenstadium seinen Kokon gesponnen, wird er vor der Metamorphose zum Schmetterling in kochendes Wasser geworfen, um aus dem Kokon Seide zu gewinnen.[21]

Wolle

Auch die „Wollproduktion" entspricht nicht dem idyllischen Bild von Schafsherden, denen einmal jährlich ihr Winterfell abgeschoren wird. Der Großteil der Wolle stammt von riesigen Schafsherden aus Massentierhaltung in Australien, welche mehrmals jährlich geschoren werden und dabei mit großen Temperaturunterschieden (extreme Hitze vor der Schur, extreme Kälte danach) zu kämpfen haben, was immer wieder zu Todesfällen führt. Bei dem so genannten „Mulesing" werden den Schafen ohne Schmerzmittel große Fleischstücke vom Bereich rund um ihren Schwanz herausgeschnitten, damit die vernarbte Haut keine Angriffsfläche mehr für Fliegeneier bietet.[22]

Auch wird die Schur maschinell vorgenommen, um möglichst viel Profit zu erwirtschaften, wobei den Schafen oft Schnittwunden zugefügt werden. Produzieren die Schafe nicht mehr genug Wolle, werden sie getötet.

Gänse

Zur Gewinnung von Daunen und Federn werden Gänse in der Massentierhaltung bis zu dreimal maschinell oder mit der Hand gerupft bevor sie geschlachtet werden. Da dieser Vorgang bei vollem Bewusstsein der Tiere durchgeführt wird, ist er für die Tiere sehr schmerzvoll und führt nicht selten zu Knochenbrüchen und anderen Verletzungen. Dieser „Lebendrupf" ist im Vergleich zum „Totrupf" das Standardverfahren in den Hauptproduktionsländern Ungarn, Polen und China.[23]

Für die Produktion von Gänsestopfleber (Foie Gras) wird Gänsen oder Enten bis zu viermal am Tag ein Brei aus Mais und Schweinemalz mit einem Rohr direkt in den Magen gepumpt. Dadurch vergrößert sich die Leber der Tiere innerhalb kurzer Zeit um das bis zu Dreifache.[24] Foie Gras gilt besonders in Frankreich als „Delikatesse", ihre Produktion ist aber in Deutschland und vielen anderen Ländern wegen Verstoßes gegen das Tierschutzgesetz verboten.

Andere Formen der Tierausbeutung

Es gibt viele weitere Formen der Unterdrückung unserer Mitlebewesen durch den Menschen. Neben den hier genannten Formen von Tiertötung und -ausbeutung zu Nahrungszwecken oder zur Rohstofflieferung bestehen noch weitere Bereiche in unserer Gesellschaft, in denen Tiere ausgenutzt werden. Bei Hunderennen, „Stierkampf", „Pferdesport" und vielen anderen „Traditionen" werden Tiere zu Unterhaltungsgegenständen degradiert, ausgebeutet und getötet. Auch hinter den „Haustieren" steht eine große Industrie von Zuchtbetrieben und Zoohandlungen. Die Tiere sind den Bedingungen durch ihre „Halter_innen" ausgeliefert.

Tiertransporte

Alle „Nutztiere" werden transportiert, häufig über lange Strecken. Die Fahrt zum Schlachthof ist meist die letzte Fahrt ihres Lebens. Transporte innerhalb Deutschlands sind auf maximal acht Stunden beschränkt, ins Ausland gelten beim Einhalten von Pausenzeiten keine zeitlichen Beschränkungen.[25] 2008 wurden aus Deutschland 326.044 „Schlachttiere" ins Ausland transportiert.[26] Viele Routen wie z. B. nach Osteuropa oder in den Süden dauern wesentlich länger, wie etwa der durchschnittlich 25-stündige Transport von Kälbern von Deutschland nach Spanien. Diese Transporte bedeuten für die Tiere ein hohes Maß an Stress. Das Be- und Entladen kann zu Verletzungen führen, die Versorgung auf den Transporten mit Futter und Wasser ist nicht immer gewährleistet und je nach Transportroute und Jahreszeit sind die Tiere extremen klimatischen Bedingungen ausgesetzt. Schweine, Schafe und Kälber werden auf bis zu dreistöckigen Ladeebenen transportiert. Dabei stehen die Tiere häufig viel zu dicht gedrängt in den Abteilen. Hühner werden in noch größeren Zahlen und in engen Transportkisten auf noch mehr Ebenen übereinander transportiert.

Die Transporte ins Ausland erfolgen hauptsächlich aus wirtschaftlichen Gründen, aber auch aufgrund von landesabhängigen Traditionen oder Riten, wie etwa der religiösen Praxis des Schächtens.[27] Außerdem werden durch EU-Subventionen oder Erlass von Zöllen Ex- und Importe gefördert. Durch die

Verlagerung von Verarbeitungsprozessen in andere Länder werden Kosten gespart oder Tierschutzrichtlinien umgangen.

Tierversuche

Chemikalien, Arzneimittel, Umweltgifte und andere Stoffe werden durch Experimente an Tieren „getestet", um die daraus gewonnenen Erkenntnisse auf Menschen zu übertragen. Zwei Beispiele sollen die Grausamkeit dieser Methoden verdeutlichen:

Versuch 1: Bei dem so genannten Draize-Test werden Kaninchen Substanzen wie z. B. Ofenreiniger, Haarspray oder andere Substanzen in die Augen geträufelt, was neben Schmerzen zu Schwellungen, Blutungen oder Erblindung des jeweiligen Auges führen kann.[28]

Versuch 2: Javaneraffen wird über einen Schlauch, der den Tieren über den Mund oder die Nase bis in den Magen geschoben wird, eine Testsubstanz verabreicht. Je nach Giftigkeit des Stoffes kommt es bei den Affen zu schwerem Leiden und Schäden, die bis zum Tod führen können. Die Affen werden über einen bestimmten Zeitraum beobachtet und es werden Blutproben entnommen. Danach werden die Tiere getötet und ihre Organe seziert und analysiert.

Versuche wie diese werden in sogenannten Auftragslabors durchgeführt, bei denen Firmen Tierversuche für jegliche Präparate, egal ob Haushaltsreiniger, Chemikalien oder Medikamente, testen lassen können. So gut wie alle Stoffe, mit denen Menschen in Berührung kommen könnten, wurden oder werden an Tieren getestet. Anhand der Ergebnisse am „Tiermodell" sollen Rückschlüsse auf die Wirkung beim Menschen gezogen werden. Jedoch lassen sich die Ergebnisse der Experimente – neben der moralischen Verwerflichkeit – wegen der vielfältigen anatomisch-physischen und psychischen Unterschiede zwischen Mensch und Tier sowie zwischen Tieren untereinander nicht ohne Weiteres auf den Menschen übertragen. Tierversuche bieten niemals eine Gewähr dafür, ein sicheres Produkt in den Händen zu halten.

Allein in der Grundlagenforschung, bei der es in erster Linie um Versuche ohne klinischen Bezug oder praktische Anwendung geht, starben 2009 917.070 Tiere.[29] Tierversuche verhelfen zur Erlangung akademischer Titel. Zum Zweck der Forschung und der Befriedigung von wissenschaftlicher Neugier oder für wissenschaftliches Prestige werden Tiere künstlich menschlichen Erkrankungen ausgesetzt,[30] ihnen werden Tumore eingesetzt,[31] ihnen wird das Augenlicht genommen[32] und sie werden ausgehungert.[33]

2009 starben in Deutschland „offiziell" 2.786.435 Tiere in Versuchslabors – so viele wie nie zuvor, obwohl seit 2002 der Tierschutz als Staatsziel im Grundgesetz verankert ist.[34] Wozu? Etwa 20 deutsche Gesetze, Verordnungen und EU-Richtlinien schreiben die Durchführung von Tierversuchen vor. Dabei dienen Tierversuche der Risikoabsicherung des Arzneimittelproduzenten. Diese sind nicht haftbar, sollte es zu unerwünschten Nebenwirkungen bei Menschen kommen.

Zucht und Handel von „Versuchstieren", Herstellung von Futter und Käfigen: Wissenschaft und Institute – eine gigantische internationale Industrie profitiert von diesen Versuchen. Dabei haben es neue, tierleidfreie Testverfahren, die bereits in einer Vielzahl zur Verfügung stehen, schwer. Zum Einen werden diese kaum finanziell gefördert, zum Anderen gilt der Tierversuch in Wissenschaftskreisen auch weiterhin als die etablierte Methode.

Am 1. Juni 2007 trat die *REACH* EU-Chemikalienverordnung in Kraft. Sie regelt, dass viele tausend Stoffe, die bereits im Verkehr sind, neuen toxikologischen Prüfungen unterzogen werden müssen. Zwar sieht die Richtlinie auch vor, dass Tierversuche durch den Einsatz alternativer Methoden vermieden und alternative Testmethoden gefördert werden sollen, jedoch geht die Organisation Ärzte gegen Tierversuche e. V. von 8 bis 54 Millionen Tieren aus, die bis zum Jahr 2018 für Tests von rund 100.000 Chemikalien, die vor 1981 auf den Markt kamen, leiden und sterben müssen.[35]

Zirkus

Den wenigsten Besucher_innen von Zirkusvorstellungen dürfte bewusst sein, welches Dasein Tiere im Zirkus fristen müssen, wenn der Vorhang fällt. In Käfigen eingepfercht verharren sie, bis sie für die wenigen Minuten der Show in die Manege kommen. So wiederholt es sich von einem Auftrittsort zum nächsten.

Tiere im Zirkus haben keine Möglichkeiten, ihre natürlichen Verhaltensweisen und Bedürfnisse auszuleben. In Freiheit legen Tiger an einem Tag bis zu 65 km zurück; afrikanische Elefanten kommen immerhin auf 12 km. Im Zirkus sieht das anders aus: Viele Tiere in Gefangenschaft entwickeln Verhaltensstörungen – monotone Bewegungen, die durch Beschäftigungslosigkeit, Stress und Frustration entstehen.[36] In den „Kunststücken" müssen die Tiere oft Verhaltensweisen zeigen, die in der Natur eigentlich nicht vorkommen – wenn etwa ein Tiger durch einen brennenden Reifen springt oder ein Affe auf Pferden reitet.

Um die Tiere zu solchen Bewegungen zu führen, werden Verhaltensweisen ausgenutzt, zu denen sie sonst nur in Extremsituationen fähig sind. Während sie in der freien Wildbahn so auf eine Gefahr oder Bedrohung reagieren, haben die Tiere im Zirkus Angst vor Schmerzen, Futterentzug oder Trennung von anderen Tieren. Als Methode der Dressur gilt das Prinzip „Strafe und Belohnung". Dem können sich die Tiere während der gesamten Gefangenschaft nicht entziehen. Elektroschockgeräte, Metallhaken und Medikamente werden genutzt, um die Tiere gefügig zu machen und den Dompteur_innen zu unterwerfen.[37] Den Tieren fehlt oft eine ärztliche Betreuung und Behandlung bei Krankheit, da keine fachtierärztlichen Angebote für exotische Tiere verfügbar oder zu teuer für den Zirkus sind. Viele Tiere erkranken und sterben unbemerkt von der Öffentlichkeit, weil die Ernährung unzureichend ist, die klimatischen Bedingungen schlecht sind, oder der Stress beim Transport zu hoch ist.

Zoo und Tierpark

Auch in Zoos oder den sogenannten „Tierparks" werden Tiere auf engstem Raum gehalten. Je nach Einrichtung mögen die Gehege größer oder kleiner ausfallen, jedoch sind sie häufig karg. Auf Betonböden, hinter Stahlgittern und Glaswänden fristen Wildtiere, wie etwa Elefanten, Löwen und Tiger, ihr Dasein, permanent unter Beobachtung der Besucher_innen und ohne Rückzugsmöglichkeiten vor Menschen und Artgenoss_innen. Auch hier haben die Tiere keine Möglichkeiten, ihre natürlichen und angeborenen Verhaltensweisen auszuleben. Verhaltensstörungen, sichtbar durch rhythmisches Hin- und Herschaukeln des Kopfes und andere, sich wiederholende Bewegungsabläufe, sind besonders bei Raubtieren, Primaten und Elefanten zu beobachten.[38] Aber auch das „sich selbst beißen" oder das Essen von Exkrementen sind Folgen dieser angeblich „artgerechten" Haltungsformen, die den Gästen oft verborgen bleiben. Verfestigte Verhaltensstörungen sind auch durch das „Enrichment", also das „Beschäftigen" der Tiere, kaum zu beheben.

Das Argument, dass hier durch das Nachzüchten und Auswildern von bedrohten Tierarten Artenschutz betrieben wird, ist nur bedingt richtig und trifft nur auf einige wenige Tierparks zu. Im Zoo geborene Tiere haben oftmals Probleme bei der räumlichen Orientierung, Feindvermeidung und der Nahrungssuche, wenn sie ausgewildert werden.[39] Bei den meisten „exotischen" Tieren, die für die Zoos am attraktivsten sind, da sie viele Besucher_innen anlocken, handelt es sich um Wildfänge.[40] Aus ihrer gewohnten Umgebung gerissen, tagelang transportiert und in einer fremden Umgebung eingesperrt, bedeutet eine solche Prozedur für Tiere ein unvorstellbares Maß an Stress.

Tiere, die zu alt sind, für die kein Platz mehr ist, oder die durch jüngere Tiere ersetzt werden, wurden in der Vergangenheit an Zirkusse, Schlachthöfe oder Tierversuchslabore verkauft.[41]

Auch Meeressäuger wie Delfine und Kleinwale wie z. B. Orcas werden zu menschlichen Unterhaltungszwecken gefangen gehalten. Die vorausgehende, gewaltsame Entnahme dieser Wildtiere aus ihrem natürlichen Lebensraum bedeutet traumatischen Stress für die betroffenen Individuen. Zudem hat sie ernstzunehmende Konsequenzen für die Sozialstruktur des Familienverbands. Meeressäuger in Gefangenschaft sind aufgrund der eingeschränkten und unnatürlichen Lebensbedingungen psychisch oftmals gestört und physisch unterentwickelt oder beeinträchtigt. Krankheiten, Suizid, stereotype Verhaltensmuster[42] bis hin zu Übergriffen auf das Personal sind die Folge. Hohe Mortalitätsraten bei Walen und Delfinen in Gefangenschaft wurden wissenschaftlich dokumentiert.[43,44]

Jagd

In Deutschland wurden 2009 offiziell 5.035.098 „Wildtiere" durch Jagdhandlungen getötet.[45]

Das oftmals zur Legitimation der Jagd angeführte Argument, die Wildtiere würden mangels natürlicher Feinde in den Wäldern und den umliegenden Gebieten „Wildschäden" anrichten, ist nur bedingt richtig. Denn Populationen frei lebender Wildtiere regulieren sich durch biologische Mechanismen selbst.[46] Selbstverständlich wird es natürlich bei landwirtschaftlichen Flächen neben Waldgebieten zu „Wildschäden" kommen, da in vielen Wäldern heute durch intensive Forstwirtschaft natürliche Nahrungsquellen fehlen. Aber das „Bejagen" erzielt das Gegenteil einer Populationsreduzierung: Die Familienverbände, in denen Wildschweine und auch Füchse leben, werden dadurch zerstört, wodurch es zu einer erhöhten Fortpflanzung kommt. In einer 22-jährigen Langzeitstudie in Frankreich konnte beobachtet werden, dass sich Wildschweine durch Jagddruck früher als normal fortpflanzen.[47] Maßnahmen wie Wildfütterung, Wildäcker und andere Hege-Maßnahmen greifen in Ökosysteme ein und erhöhen darüber hinaus sogar die Wildpopulationen.

Auch der Versuch der Eindämmung von Tollwut durch Jagd ist kontraproduktiv. Durch die Jagd auf Füchse, die Hauptträger des Tollwutvirus, und das Zerstören ihrer Familienverbände, in denen sonst nur die jeweils älteste Füchsin Welpen zur Welt bringt, flüchten die Füchse aus ihren Revieren, was zu einer Ansteckung anderer, revierfremder Tiere führt.[48]

Jagd als Luxus – viele der oben genannten Begründungen für Jagd sollen auch das Töten von Tieren als Hobby rechtfertigen. Trophäenjagd – also das Töten von „prächtigen" Tieren – führt zu einer genetischen Schwächung von Populationen, da die am besten an ihre Lebenssituation angepassten Tiere fehlen. Geweihe und Schädel getöteter Tiere finden sich als Trophäen in Wohnzimmern und an Häuserwänden wieder – als Symbol der vermeintlichen Überlegenheit des Jägers gegenüber den „wilden Tieren".

Biohaltung

Beim Ökolandbau wird oft von „artgerechten" Haltungsbedingungen und glücklicheren Tieren gesprochen. Zwar unterscheiden sich die Lebensbedingungen der Tiere etwas von der konventionellen Massentierhaltung, doch auch bei Bio-Eiern werden die männlichen Küken sofort getötet und Kälber werden von den weiblichen Kühen nach einem Tag getrennt. Und auch hier können Tiere in Massen gehalten werden: 3.000 „Legehennen", 6.000 „Masthühner", 2.000 „Mastenten", Gänse und Puten, 650 „Mastschweine" pro Betrieb.[49] Der Lebensraum der Tiere steht in keinem Vergleich zu einem Leben in Freiheit.

Getötet werden Tiere im Ökolandbau unter den gleichen Bedingungen wie bei der konventionellen Haltung.[50] Mag das Leiden der Tiere in Biohaltung auch geringer sein, so bedeutet auch diese Haltungsform Ausbeutung und Tod der Tiere.

Ökologie

Klimawandel – Weltweit werden durch die Tierhaltung 18 % der Treibhausgase erzeugt – mehr als die gesamten Treibhausgas-Emissionen von PKWs, Zügen und Flugzeugen des Planeten zusammen (13 %).[51] Eine Studie des Worldwatch Institute sieht die Tierhaltung sogar für 51 % der Emissionen verantwortlich.[52] In Deutschland entstehen bei der Produktion von 1 kg Rindfleisch die Summe von 8 bis 16 kg CO_2-Äquivalent - je nach Art der Haltung.[53] Im Vergleich dazu fallen bei der Produktion von 1 kg Winterweizen lediglich ca. 400 g CO_2-Äquivalent an.[54] Im direkten Vergleich erzeugen omnivor lebende Menschen durch ihre Ernährungsweise das bis zu Neunfache an Treibhausgasen wie Veganer_innen.[55]

Energieverbrauch – Bei dem Anbau von Futtermitteln werden große Mengen an Wasser, Energie und Pflanzenschutzmitteln benötigt. Derzeit werden 36 % der weltweiten Getreideernte und 80 % der weltweiten Sojabohnenernte an Tiere verfüttert.[56] Durch diesen sogenannten „Veredelungsprozess" geht ein Großteil der Nahrungsenergie verloren, die direkt von Menschen verzehrt werden könnte. Die Grafik unten zeigt, dass 17 kg pflanzliches Protein benötigt werden, um 1 kg Protein aus Rindfleisch zu erzeugen.

Produktion tierlicher Nahrungsmittel
pflanzliches ➜ tierliches Protein

Rindfleisch	17:1	🌾🌾🌾🌾🌾🌾🌾🌾🌾🌾🌾🌾🌾🌾🌾🌾🌾
Schweinefleisch	11:1	🌾🌾🌾🌾🌾🌾🌾🌾🌾🌾🌾
Hühnerfleisch	6:1	🌾🌾🌾🌾🌾🌾
Eier	4:1	🌾🌾🌾🌾
Milch	3:1	🌾🌾🌾

(Reijnders, L. Environmental impacts of meat production and vegetarianism. In: Sabaté, J. (ed.) Vegetarian Nutrition (CRC Press 2001), S. 445)

Landnutzung – Weltweit werden 30 % der Landfläche bzw. 78 % der landwirtschaftlichen Nutzfläche für die Tierproduktion direkt (87 % für Weidefläche) und indirekt (13 % für Futtermittelanbau) genutzt.[57] In Brasilien hat sich der Anbau von Sojabohnen in den letzten 10 Jahren auf eine Fläche, die halb so groß wie Deutschland ist, ausgedehnt. Viele Anbauflächen entstehen durch Brandrodung des Regenwaldes. Die in den sogenannten Entwicklungsländern produzierten Futtermittel werden überdies zur Schuldentilgung der Länder in die Industrieländer exportiert, obwohl in einigen der Länder selbst Nahrungsmittelknappheit herrscht.[58]

Wasser – Auf 1 kg Rindfleisch aus einem Mastbetrieb in Deutschland kommen 2.000 Liter Wasser für die Bewässerung der nötigen Getreidemenge. Der gesamte Wasserverbrauch für 1 kg Rindfleisch beläuft sich auf 20.000 Liter.[59] Die Ernährungs- und Landwirtschaftsorganisation der UNO schätzt, dass die Tierhaltung für 8 % des globalen Wasserverbrauchs verantwortlich ist, wobei 7 % auf die Produktion des Futters entfallen.[60]

Gülle – Durch die großen Mengen von Gülle und Mist, die auf die Felder gebracht werden, wird unter anderem Nitrat freigesetzt, welches zusammen mit dem Phosphat aus den Exkrementen eine Übersäuerung der Böden und Gewässer zur Folge hat. Dies stört massiv die Ökosysteme – die Artenvielfalt nimmt ab, in Gewässern wird das Algenwachstum und damit die Sauerstoffverarmung gefördert. In Wohngebieten mit einer hohen Dichte von Massentierhaltungen, wie etwa im Norden und Osten Deutschlands, weist das Trinkwasser häufig hohe Konzentrationen von Nitrat auf. Jedoch müssen die Betreiber_innen von Massentierhaltungen keinen Nachweis darüber erbringen, dass der Betrieb langfristig über genügend Fläche für die Gülle-Entsorgung verfügt.[61] In Deutschland „produziert" ein Rind täglich ca. 60 Liter Gülle.[62]

Die Ware „Tier"

Bereits im 17. Jahrhundert wurden in England Schweine, Gänse und Lämmer in Kellern bei Dunkelheit gemästet. Gänse wurden mit den Füßen an den Boden genagelt, damit sie schneller fett wurden.[63]

300 Jahre später wurde die Praxis des Einschränkens der Bewegungsfreiheit durch die Massentierhaltung nahezu perfektioniert. Der Kalorienverbrauch wird minimiert und die Gewichtszunahme maximiert. Sogenannte Leistungsparameter, wie Milchmenge, tägliche Körpergewichtszunahme, Fleischansatz und Legeleistung kontrollieren die Wirtschaftlichkeit der Tiere.

Theoretisch könnte man ja sagen, man züchtet ein synthetisches Individuum, das besteht nur aus einem Eierstock, einer Infusionsflasche und daraus werden die Eier produziert. Und die Federn und das bisschen Fleisch drumherum das könnte weg sein. Aber das geht eben leider nicht.[64]

(Rudolf Preisinger, Chefgenetiker Lohmann Tierzucht GmbH, Cuxhaven, zu den von ihm gezüchteten Hühnern)

In der Massentierhaltung werden Tiere immer mehr zum Teil eines automatisierten Ablaufs, abgestimmt auf den letzten „natürlichen" Faktor im System, ihren Körper. Genetische Manipulation und selektives Kreuzen der „effektivsten" Linien soll, angepasst an die Wünsche des Marktes, perfekte Tiere schaffen, die zu geringen Kosten maximale „Leistung", d. h. Fleisch, Eier, Milch etc. „produzieren". Dabei werden bestimmte Körperteile, für die eine hohe Nachfrage besteht, gezielt größer gezüchtet. Durch die anormale Entwicklung treten chronische Leiden wie Gelenkschäden und Knochenverformungen auf, die starke Schmerzen verursachen.[65]

Nach der Marx'schen Theorie tritt eine Entfremdung im kapitalistischen System immer dann auf, wenn sich der Arbeiter in der von ihm produzierten Ware nicht wieder entdecken kann.[66] In ihrem Buch „Die Entfremdung der Lebewesen" übernimmt die niederländische Philosophin Barbara Noske diesen Entfremdungsbegriff und überträgt ihn auf Tiere in der Massentierhaltung. Sie argumentiert, dass die vier Arten der Entfremdung nach Marx auch auf Tiere anwendbar sind. Es findet eine Entfremdung vom Produkt der Arbeit statt, da Tiere möglichst viele Junge gebären sollen, die ihnen direkt nach der Geburt genommen werden. Zudem werden Tiere auf eine einzige „Fähigkeit" reduziert, wie z. B. auf den raschen Zuwachs an Körperfett, die Fähigkeit Milch zu geben oder Eier zu legen, so dass zwangsläufig eine Entfremdung vom Vorgang der Arbeit stattfindet. Durch die kapitalistische Produktionsweise vollzieht sich ferner eine Entfremdung von sich selbst, da Tiere nicht in ihrer natürlichen Umgebung, sondern in einer künstlich erschaffenen Welt leben. Schließlich ist eine Entfremdung ihres Daseins durch den Prozess der vollkommenen Verwertung zu beobachten.[67]

Doch dieser Prozess bleibt versteckt und soll versteckt bleiben. Schlachthäuser, Tierzuchtbetriebe und Versuchslabore werden von der Öffentlichkeit abgeschirmt. Das Leiden und Töten bleibt im Verborgenen und tritt nur selten nach außen. Im Supermarkt liegen tierliche Produkte unblutig, einzeln verpackt und getrennt von ihrer ursprünglichen Herkunft neben anderen Waren in den Kühltheken. Die Konsument_innen sollen den wahren Hintergrund dieser Produkte weder hinterfragen noch daran erinnert werden damit sie diese auch weiterhin guten Gewissens kaufen. Das tierliche Individuum, dessen Ausbeutung sowie der Prozess der „Herstellung" verschwinden hinter der Ware.

Doch erscheinen Waren im Supermarkt nicht einfach aus dem Nichts, sondern haben alle einen individuellen Hintergrund. Bananen aus Südamerika, die unter schlechten sozialen Bedingungen geerntet wurden, Tomaten aus den Niederlanden, die Tag und Nacht in gigantischen, hochtechnisierten Gewächshäusern unter immensem Energieaufwand wachsen oder aber Tiere, die in Massentierhaltungen ausgebeutet und getötet wurden.

Um Produkte aus Tierausbeutung zu vermarkten, werden Konsumenten getäuscht. Mit gigantischen Marketingbudgets soll der Eindruck vermittelt werden, dass Kühe auf grünen Wiesen weiden und Hühner frei umherlaufen – die Idylle eines Bauernhofs aus dem Bilderbuch. Diese Verdrehung von Tatsachen scheint zu funktionieren. 2009 gab *McDonald's* bekannt, das rote Logo in ein grünes ändern zu wollen, um das Bekenntnis und den Respekt des Konzerns vor der Umwelt darzustellen.[68] Allerdings gehört *McDonald's* mit einer Menge von 36.000 Tonnen verkauftem Rindfleisch in Deutschland zu einem der Hauptprofiteure von Tierausbeutung und trägt zu einem maßgeblichen Teil an der CO_2-Produktion bei.[69]

Um das Image eines Konzerns als verantwortungsbewusst und nachhaltig darzustellen, werden durch das sogenannte Greenwashing Kampagnen eingesetzt, die von den eigentlichen Motiven ablenken sollen. So installiert der Ölkonzern *BP* auf den Tankstellendächern Solarzellen und bewirbt dies mit dem Slogan „Beyond Petroleum".[70] Der Energiekonzern *RWE* präsentiert sich mittels Wind- und Wasserstrom in einem TV-Spot als grüner „Energieriese", während nur zwei Prozent des von *RWE* produzierten Stroms tatsächlich aus erneuerbaren Energien gewonnen werden.[71] Lange Zeit ist es der *Centralen Marketing-Gesellschaft der deutschen Agrarwirtschaft (CMA)* gelungen, mit Marketing-Aktionen und gezielten Ernährungsfehlinformationen tierliche Produkte zu bewerben und so den Eindruck zu schaffen, dass der Verzehr von tierlichen Produkten wesentliche gesundheitliche Vorteile haben würde. Mit teilweise sexistischen Anzeigen in Magazinen und auf Plakatwänden[72] schafften es die *CMA*-Slogans, wie „Fleisch ist ein Stück Lebenskraft" oder „Milch ist meine Stärke" im öffentlichen Diskurs zu bleiben. Hinter der *CMA* standen 43 Spitzenverbände der deutschen Land- und Ernährungswirtschaft, darunter die *Arbeitsgemeinschaft Deutscher Tierzüchter* und der *Zentralverband Ei*. Als das Bundesverfassungsgericht 2009 die Zwangsbeiträge der

Landwirte an die *CMA* für verfassungswidrig erklärte, gab diese einen Monat später ihre Auflösung bekannt.[73]

Um diesen Fehlinformationen zu begegnen, bleibt nichts anderes übrig, als sich unabhängig über Produkte zu informieren. Denn die Konsument_innen haben die Macht und Verantwortung mit ihrem Einkaufsverhalten zu entscheiden, welche Konzerne und Praktiken sie mit dem Kauf von Produkten unterstützen wollen.

Aktiv werden

Wenn du dich jetzt fragst, warum nicht mehr Menschen etwas gegen Tierausbeutung unternehmen – dann liegt es an dir selbst, aktiv zu werden. In den meisten Städten gibt es z. B. Tierrechtsgruppen, die verschiedene Kampagnen betreiben und die Öffentlichkeit informieren. Hier ein paar Ideen, wie du selbst aktiv werden kannst:

- Als Veganer_in bist du selbst das beste Beispiel! Du kannst mit deinen Freunden und deiner Familie über deine Überzeugung sprechen. Es gibt eine Menge Infomaterial, mit dem du deine Beweggründe besser darlegen kannst. Sollten dir die Argumente ausgehen, findest du im Internet zahlreiche Videos und Fotos zu Tierausbeutung.

- Du kannst ein Tier aus dem Tierheim adoptieren. Dort gibt es viele Tiere, die ein neues Zuause suchen. Bei den meisten Tierheimen kannst du auch mit Hunden spazieren gehen, worüber sie sich meist riesig freuen.

- Es gibt einige Gnadenhöfe/Lebenshöfe (Einrichtungen, in denen Tiere in Not ein neues Zuhause finden), denen du anbieten kannst bei der Arbeit zu helfen. Spenden jeglicher Art sind dort auch immer willkommen.

- Mit leckerem Essen kannst du Menschen von der Vielfalt der veganen Küche am besten überzeugen. Wenn du ein Lieblingsgericht hast, dann teile es mit anderen. Die

meisten Menschen wissen leider oft nicht wie großartig
veganes Essen schmecken kann.

- Mit T-Shirts, Buttons, Aufnähern oder Stickern kannst
du deine Message nach außen tragen.
- Zusammen mit deinen Freunden kannst du eine vegane
Volxküche[74] anbieten. Dazu könnt ihr z. B. in Jugendzen-
tren zusammen kochen und die Gerichte umsonst oder
für wenig Geld anbieten. Etwas Ähnliches machen auch
Food Not Bombs.[75]
- Im Internet findest du Websites von vielen lokalen Tierrechtsgruppen, bei denen du an aktuellen Kampagnen
mitarbeiten kannst.

Literatur

- Jonathan Safran Foer – Tiere Essen
- Kath Clements – Vegan
- Corina Gericke – Was Sie schon immer über Tierversu-
che wissen wollten

Links

www.aerzte-gegen-tierversuche.de
www.die-tierfreunde.de
www.offensive-gegen-die-pelzindustrie.net
www.die-tierbefreier.de
www.nandu.net
www.tierrechte.de
www.soylent-network.com
www.pig-vision.com
www.datenbank-tierversuche.de
www.animals-angels.de
www.savejapansdolphins.org
www.seashepherd.org

Kapitel 3

Tierschutz, Tierrechte, Tierbefreiung

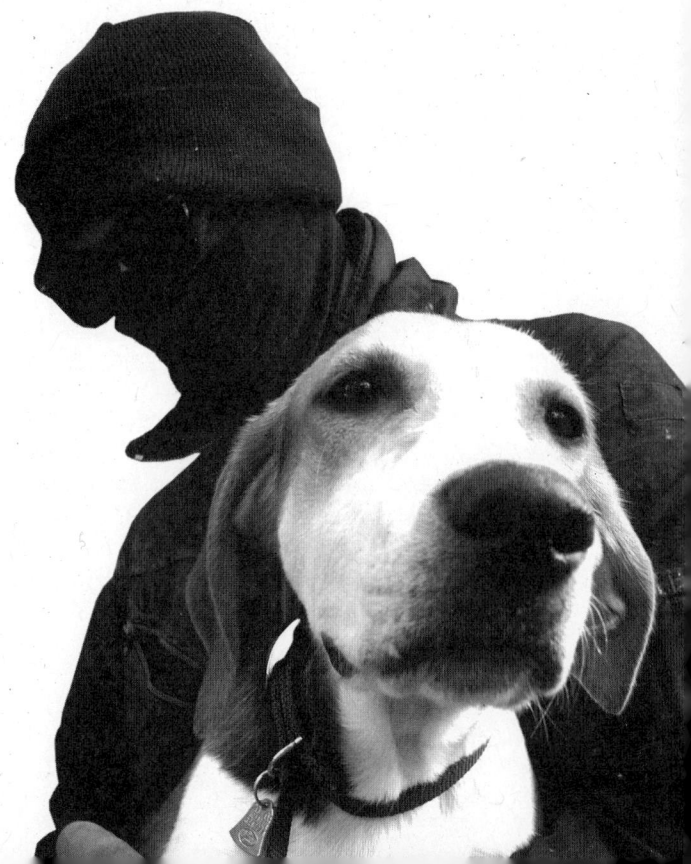

Das erste Kapitel setzt sich mit der Geschichte des Veganismus auseinander. Wie dort erwähnt, wurde bereits in der Antike die Frage aufgeworfen, ob es Unrecht sei, Tiere zu töten. Vielfältige moralische Überlegungen sind das theoretische Fundament des Veganismus. Dieses Kapitel beginnt mit einem Einblick in verschiedene ethische Modelle, auf denen die heutigen Überlegungen zum Mensch-Tier-Verhältnis beruhen. Daran anschließend werden die wesentlichen Philosophen kurz vorgestellt und Begriffe wie Tierethik, Tierrechte, Speziesismus, Tierbefreiung und weitere erklärt. Eine sprachwissenschaftliche Betrachtung des Speziesismus gibt Aufschluss darüber, inwiefern Ausdrücke des täglichen Sprachgebrauchs Gewalt gegen Tiere relativieren und im Denken verfestigen. Für diejenigen, die sich intensiver mit der Thematik befassen möchten, finden sich am Ende des Kapitels einige nützliche Literaturhinweise.

Ethik

Nachdem der Mensch in der Antike zunächst als Zentrum des Lebens begriffen wurde, stellte sich später die Frage, welche Rolle Tiere bzw. die belebte Natur einnehmen und ob auch die unbelebte Natur in die Betrachtungen eingeschlossen werden sollte. Dabei sind grundsätzlich zwei Standpunkte zu unterscheiden, der Anthropozentrismus und der Physiozentrismus. Der Unterschied dieser beiden ethischen Hauptrichtungen liegt im „moralischen Status". Dieser Status gibt einer belebten oder unbelebten Entität, also einem Gegenstand oder einem Lebewesen jeglicher Art und Beschaffenheit, einen höheren Wert als nur einen Sachwert. Sobald einer Entität ein Status zugesprochen wird, gelten ihr gegenüber direkte moralische Verpflichtungen. Sie gilt als schützenswert und darf nicht ohne besonderen Grund beeinträchtigt oder zerstört werden. Indirekte Verpflichtungen hingegen gelten gegenüber Entitäten, die einen Gebrauchswert haben, wie etwa Besitztümer.

Sowohl der Anthropozentrismus als auch der Physiozentrismus, lassen sich in unterschiedliche Strömungen unterteilen.

Anthropozentrismus (griechisch „Anthropos" = Mensch)

Als Anthropozentrismus wird die Sichtweise bezeichnet, dass der Mensch das Maß aller Dinge ist und damit über der Natur steht. Der Wert von allem Anderen hängt von der Einschätzung des Menschen ab. Im klassischen Anthropozentrismus ist der Mensch alleiniger Verantwortungsträger. Begründet wird dies mit der Seele des Menschen, sowie der Fähigkeit zu Vernunft und moralischem Handeln. Für das anthropozentrische Modell des Philosophen Immanuel Kant war die Vernunft wesentlich. Er sprach Tieren zwar eine Leidensfähigkeit zu, aber keinen moralischen Status und somit nur indirekte Rechte. Nach Kant kann der Mensch erst durch die Vernunft „Freiheit und Unabhängigkeit von dem Mechanismus der ganzen Natur"[1] erlangen. Die Vernunft befähigt den Menschen zur Sittlichkeit. Da Tiere nicht zu „Vernunft" fähig sind, sollen sie durch den Menschen auch keine Achtung erfahren. „Achtung geht jederzeit nur auf Personen, niemals auf Sachen. Die letzteren können Neigung, und wenn es Tiere sind, [...] sogar Liebe, [...] niemals aber Achtung in uns erwecken."[2] Im gemäßigten Anthropozentrismus hat der Mensch zwar eine Sonderstellung, im Gegensatz zum klassischen Anthropozentrismus hat er aber kein uneingeschränktes, bedingungsloses Verfügungsrecht über Tiere.

Physiozentrismus

Im Physiozentrismus dehnt sich der moralische Status auf mehr oder weniger große Bereiche der Natur aus. Dabei variiert jeweils der Umfang der Ausdehnung.

Holismus (griechisch „Holos" = Ganz)

Der Holismus nimmt den umfassendsten Standpunkt ein. Die gesamte Natur inklusive deren unbelebter Elemente wird hier zu der moralischen Gemeinschaft gezählt. Das moralisch relevante Kriterium ist das Sein an sich.

Biozentrismus (griechisch „Bios" = Leben)

Aus biozentristischer Sicht hat alles in der belebten Natur ein eigenes Wohl und ist deshalb schützenswert. Im radikalen Biozentrismus ist der Mensch eine Art von vielen, hat keine moralische Sonderstellung und darf die restliche Natur nicht instrumentalisieren. Alle Lebewesen sind somit moralisch zu berücksichtigen. Die moralisch relevante Eigenschaft ist die Lebendigkeit. Im radikalen Biozentrismus wird nicht zwischen einem Mord an einem Menschen und einem Tier differenziert.

Im gemäßigten Biozentrismus gilt die gesamte belebte Natur als schützenswert, wobei jedoch zwischen den Arten gemäß ihrer Entwicklungsstufe differenziert wird. Der Mensch ist bei dieser Hierarchie vor allen anderen Lebewesen zu schützen. Aber auch wirbellosen Tieren und Pflanzen wird ein moralischer Status anerkannt. Ein Eingriff in das Leben der Arten ist mit zunehmender „Organisationshöhe" dementsprechend schwerwiegender. Die unbelebte Natur wird im gemäßigten Biozentrismus ausgeschlossen. Die moralisch relevanten Eigenschaften sind das „Lebendigsein" in Abhängigkeit von der Position in der langen „Kette der Lebewesen". Dies ist ein altertümliches Modell, welches die Natur vom „Primitiven" zum „Vollkommenen" ordnet.

Zoozentrismus (griechisch „Zoä" = Leben)

Im Zoozentrismus gelten nur Tiere, inklusive der Menschen als schützenswert. Pflanzen, Pilze und Bakterien werden bezüglich eines moralischen Status nicht berücksichtigt. Die moralisch relevante Eigenschaft ist die Autonomie und das Interesse der jeweiligen Spezies.

Pathozentrismus (griechisch „Pathos" = Leid)

Die moralisch relevante Eigenschaft des Pathozentrismus ist die Leidensfähigkeit, die zu einer Abgrenzung leidensfähiger Tiere von der übrigen Natur führt. Für gewöhnlich schließt dies Tiere mit einem zentralen Nervensystem ein. Nicht zum Leiden befähigte Tiere sind damit ethisch irrelevant. Jeremy Bentham, ein britischer Jurist und Philosoph, war einer der ersten Vertreter der pathozentrischen Ethik. Bereits 1789 schrieb er „Die Frage ist nicht ‚Können sie denken?' oder ‚Können sie reden?', sondern ‚Können sie leiden?'".[3]

Allerdings stellt er den Nutzen der Tiere für Menschen damit nicht in Frage, da es weiter heißt: „Wenn es aber darum geht, gegessen zu werden, gibt es sehr gute Gründe [...] diejenigen von ihnen zu essen, die wir essen wollen".[4]

Im Pathozentrismus werden Tiere in moralischer Hinsicht mit dem Mensch verglichen. Und da diese, zumindest höher entwickelte Tiere, in der Leidensfähigkeit dem Menschen ähnlich sind, gelten sie als Objekte der Moral. Die Forderung für empfindungsfähige Lebewesen ist, dass diesen kein Leid zugefügt werden soll. Der Tierschutzgedanke ist aus dem Pathozentrismus entstanden.

Utilitarismus nach Singer

Der australischer Philosoph Peter Singer vertritt als Utilitarist im Grunde einen pathozentrischen Standpunkt. Kurz umrissen ist der klassische Utilitarismus ein Prinzip, bei dem Handlungen nach ihrer Tendenz zur Maximierung von Lust und Glück und zur Minimierung von Schmerz und Unglück bewertet werden. Dabei zählt das größte Glück oder das größte positive Resultat einer Handlung nicht nur für den

Handelnden, sondern für alle von der Handlung Betroffenen.[5] Bei dem Präferenzutilitarismus, den Singer vertritt, werden Handlungen danach beurteilt, in welchem Verhältnis sie zum Gesamtinteresse stehen. Dabei sind gleiche Interessen gleich zu gewichten.[6] Somit wären demnach etwa Tierversuche für Kosmetika nicht zu rechtfertigen, da das Leid der Versuchstiere in keiner Relation zum Nutzen für den Menschen steht. Hingegen wären theoretisch aber Tierversuche gerechtfertigt, deren Ergebnisse mehr Leid verhindern würden, als durch die Versuche selbst entstünde. Singer gibt keine klare Antwort, ob es generell Unrecht sei, Tiere zu töten. Unter gewissen Umständen können nach Singers Ethik Tiere, die sich ihrer selbst nicht bewusst sind, getötet werden.[7]

Singer unterteilt Lebewesen in drei Gruppen. Lebewesen ohne Bewusstsein können Zukunft nicht erfahren und haben daran kein Interesse. Lebewesen mit Bewusstsein, jedoch ohne Selbstbewusstsein, haben ein bestimmtes Interesse, aber das Töten wäre ethisch nur relevant, wenn es die Interessen anderer Lebewesen mit Bewusstsein beeinträchtigt. Personen, also Lebewesen mit Selbstbewusstsein, haben ein bestimmtes Interesse, sind empfindungsfähig und haben den Wunsch weiterleben zu wollen. Ihr Tod wäre für sie selbst von Bedeutung. Die moralisch relevante Eigenschaft bei Singer ist das „Personsein". Für eine Passage in seinem Buch Praktische Ethik, in der Singer das Töten eines behinderten Säuglings moralisch nicht gleichbedeutend sieht mit dem Töten einer Person, wurde er besonders in Deutschland heftig kritisiert.[8]

Speziesismus

Der Begriff „Speziesismus" ist auf den britischen Psychologen Richard Ryder zurückzuführen. Ryder war Teil einer Gruppe von Dozenten, die anzweifelten, dass der moralische Status von Tieren gegenüber dem von Menschen minderwertig sei. In seinem 1975 veröffentlichen Buch Animal Liberation –

Die Befreiung der Tiere definiert Peter Singer Speziesismus als „Vorurteil oder eine Haltung der Voreingenommenheit zugunsten der Interessen der Mitglieder der eigenen Spezies und gegen die Interessen der Mitglieder anderer Spezies."[9] Joan Dunayer, eine US-amerikanische Schriftstellerin, beschreibt den Begriff als „eine falsche Einstellung oder Handlungsweise, durch die allen nichtmenschlichen Wesen Gleichberechtigung und Achtung verwehrt wird".[10]

Speziesismus als ein Verhältnis der Unterdrückung ist in gewisser Weise vergleichbar mit anderen Formen von Diskriminierung, besonders Sexismus und Rassismus. So wie Rassist_innen, die andere Menschen aufgrund ihrer Hautfarbe diskriminieren, rechtfertigen Speziesist_innen die Ausbeutung von Tieren mit ihrer Zugehörigkeit zu einer anderen Spezies. Der Kern des Speziesismus liegt allerdings nicht in der Diskriminierung anderer, sondern vielmehr in der selbst geschaffenen Sonderstellung des Menschen gegenüber Tieren. In diesem Mensch-Tier-Dualismus werden durch die soziale Konstruktion der Kategorie „Tier" Gemeinsamkeiten verleugnet und Unterschiede hervorgehoben. So werden Verhaltensweisen, die als „unzivilisiert" gelten, Tieren zuge-schrieben, um auf diese Weise ihre Unterdrückung und die ihnen zugefügte Gewalt zu legitimieren.

Tierethik

Die konkreten moralischen Fragen, welche sich aus dem Mensch-Tier-Verhältnis ergeben, werden von der Tierethik aufgegriffen. Die deutsche Tierethik im 19. Jahrhundert steht dabei unter dem Einfluss der Pflichtethik nach Kant und der Mitleidsethik nach Schopenhauer.

Pflichtethik

Für Immanuel Kant ist der Mensch ein vernunftbegabtes Wesen, das fähig ist unabhängig von sinnlichen, triebhaften

Einflüssen zu denken und zu entscheiden. Alle vernunftbegabten Wesen sind nicht fremd- sondern selbstbestimmt. Die Vernunft lege dem Menschen die Pflicht auf, dem Gebot der Sittlichkeit zu folgen. Das Prinzip der Ethik Immanuel Kants ist daher der „kategorische Imperativ." Auf Menschen bezogen besagt dieser, dass nur eine Person, die sich nicht von sinnlichen Bestimmungsgründen, wie Trieben, Bedürfnissen oder Neigungen leiten lässt, moralisch handelt. Das Gute zu wollen ist die moralische Pflicht eines jeden vernünftigen Wesens. Als Formel für den kategorischen Imperativ gilt: „Handle nur nach derjenigen Maxime, durch die du zugleich wollen kannst, dass sie ein allgemeines Gesetz werde."[11]

Mitleidsethik

Nach dem deutschen Philosophen Arthur Schopenhauer ist Mitleid ein ursprüngliches Gefühl, welches den Menschen mit allen leidensfähigen Wesen verbindet. Dabei sieht er das Mitleid als Fundament der Moral. Während Kant nach den Bedingungen einer Pflicht fragt, lehnt es Schopenhauer ab, nach Geboten zu handeln. Im Mittelpunkt steht für ihn das Handeln als Reaktion auf das Mitleiden.

Die deutsche Philosophin Ursula Wolf hat eine weitere Moralkonzeption entworfen und argumentiert von dem „Standpunkt des generalisierten Mitleids" aus. Der Kern ihrer Theorie besteht in der Forderung, auf andere Wesen Rücksicht zu nehmen, insofern diese leidensfähig sind. Hier knüpft sie an Schopenhauer an, denn die Fähigkeit, Leiden zu empfinden, stelle den Anspruch dar, kein Leid zu erfahren. Wolf fordert, dass die moralische Verpflichtung, die in unserer Gesellschaft für Menschen gilt, aus Gedankenlosigkeit, Egoismus etc. kein sinnloses Leid hervorzurufen, aus dem gleichen Grund auch für Tiere gelten muss.[12]

Tierschutz

Tierschützer_innen geht es im Wesentlichen um eine Verringerung des Leidens von Tieren. Es sollen die Bedingungen, unter denen Tiere getötet oder ausgebeutet werden, durch Reformen „verbessert" werden – etwa durch größere Käfige, kürzere Transportzeiten oder eine „humanere Tötung".

Das Tierschutzgesetz legt die Bedingungen fest, die für die betroffenen Tiere „angemessen" sein sollen. So heißt es darin, dass „niemand (...) einem Tier ohne ‚vernünftigen Grund' Schmerzen, Leiden oder Schaden zufügen [darf]".[13] Umgekehrt gelesen besagt die Bestimmung, dass jede und jeder einem Tier Schmerzen, Leiden oder Schaden zufügen darf, solange es einen triftigen Grund dafür gibt. Doch was ist ein „vernünftiger Grund"? Kann es vernünftig sein, männliche Küken lebendig zu schreddern, weil sie keine Eier legen können?[14] Der Begriff des „vernünftigen Grundes" ist vom Gesetzgeber nicht klar definiert, was durch die Diskrepanz in der Behandlung von „Nutztieren" und „Haustieren" deutlich wird. So dient etwa die Versorgung der Bevölkerung mit Eiern als ausreichende Legitimation für das Töten von 40 Millionen männlichen Küken jährlich[15].

Durch den Tierschutz werden die bestehenden Verhältnisse für Tiere zwar minimal verbessert. Gleichzeitig jedoch bleibt damit deren Ausbeutung gerechtfertigt, weil nicht das von Menschen proklamierte Recht, Tiere für ihre Zwecke zu töten oder auszubeuten, hinterfragt wird.

Obwohl 2002 das „Staatsziel Tierschutz" in das Grundgesetz aufgenommen wurde, bleibt die Doppelmoral in Bezug auf die sogenannten „Nutztiere" bestehen. Insbesondere der Status von Tieren in der Massentierhaltung entspricht der von Waren und nicht der von Individuen. Ein Schweine-, Rinder- oder Hühnerleben wird in Ertrag pro Kilogramm Fleisch berechnet. Eine „Verbesserung" von Tierschutzrichtlinien ist ein zusätzlicher Kostenfaktor. Daher sind „Verbesserungen" nur zu einem Maß möglich, welches die Ausbeutung für die Ausbeutenden weiterhin rentabel bleiben lässt.

Tierrechte

Als Tierrecht wird das ethisch begründete Konzept der Rechte für Tiere bezeichnet. Während die Tierethik zunächst nach dem moralischen Status von Tieren im Verhältnis zum Menschen fragt, geht die Tierrechtsposition bereits davon aus, dass ein moralischer Status vorliegt.

Der Begründer der klassischen Idee der Tierrechte ist Tom Regan. Der US-amerikanische Philosoph vertritt die Ansicht, dass Tieren die gleichen moralischen Rechte wie Menschen zugesprochen werden sollten.

Für Regan verletzt jegliche „Nutzung" von Tieren durch den Menschen deren Rechte. In seiner Theorie benutzt er den Begriff der „Subjekte des Lebens", worunter er alle Lebewesen zusammenfasst, die Eigenschaften und Fähigkeiten, wie Wahrnehmungen, Wünsche, Gedächtnis, Annahmen, Selbstbewusstsein, Zukunftsvorstellungen und Interessen, besitzen.[16] Nach Regans Auffassung sind dies Säugetiere und eine Reihe anderer Wirbeltiere. Diese Lebewesen haben laut Regan die Fähigkeit, auf eine Weise zu handeln, dass ihre Wünsche befriedigt werden – und damit das Recht, mit Respekt behandelt zu werden.[17]

Der US-amerikanische Rechtsprofessor Gary L. Francione nennt es das Recht der Tiere, „nicht als Ressource des Menschen behandelt zu werden".[18] Dabei kritisiert er vor allem den Tierschutzgedanken, weil dieser die Tierausbeutung reglementiere, und damit auch die Auffassung stärke, Tiere dürften zum Zweck des Menschen ausgebeutet werden. Er plädiert dafür, dass nur das Kriterium der Empfindungsfähigkeit als relevant angesehen werden soll, welches mit einem Interesse am eigenen Leben und Selbstbewusstsein einhergeht. Im Gegensatz zu Singer argumentiert er, dass Tiere nie ausgebeutet werden dürfen, unabhängig davon, ob sie gut oder schlecht behandelt werden. Im Vergleich zu Regan bringt er an, dass alle Tiere, die leidensfähig sind oder eine Wahrnehmung besitzen, das Recht haben, nicht als Ressourcen oder Waren für den Menschen behandelt zu werden.

Mit dem Begriff „New Welfarism" (Neuer Tierschutz) beschreibt Francione den Standpunkt von Tierschützer_innen, dass die Abschaffung der Tierausbeutung zwar das Ziel sei, aber kurzfristige tierschützerische Reformen das Einzige seien, um den Tieren zum jetzigen Zeitpunkt zu helfen. Als Vertreter des „Abolitionismus" kritisiert er diese Einschätzung und vertritt die Auffassung, dass jegliches Besitztum von Tieren ungerecht ist und abgeschafft werden muss.

Tierbefreiung

Im Gegensatz zu Tierrechten bezeichnet der Begriff Tierbefreiung zum einen die Befreiung der Tiere im Sinne der Aufhebung des gesellschaftlichen Zustands, in dem Tiere als Ware betrachtet und benutzt werden. Zum anderen ist damit die direkte Befreiung der Tiere aus ihrer Unterdrückung durch Menschen gemeint.

Die praktische Seite der Tierbefreiung manifestiert sich in der Befreiung von Tieren aus Massentierhaltungen, Versuchslaboren und anderen Ausbeutungsverhältnissen und mündet in ihrer Freilassung in die Natur oder darin, diese an Privatpersonen oder sogenannte Gnaden- oder Lebenshöfe zu vermitteln. Die *Animal Liberation Front (ALF)*, ein autonom agierender Zusammenschluss von Aktivist_innen, führt nach vier Grundsätzen direkte Aktionen und Sabotagen gegen Unternehmen und Einrichtungen durch, die von Tierausbeutung profitieren. Diese Grundsätze lauten:

1. Die Befreiung von Tieren aus den Stätten, in denen sie gequält werden, z. B. Laboratorien, Tierfabriken, Pelzfarmen etc. Die Tiere müssen in ein gutes Zuhause übergeben werden, wo sie frei von Leiden bis zu ihrem natürlichen Ende leben dürfen.

2. Das Zufügen ökonomischer Schäden für all jene, die von der Not und der Ausbeutung der Tiere profitieren.

3. Das Aufzeigen der Gewalt, denen Tiere hinter verschlossen Türen ausgesetzt sind, mit Hilfe von gewaltfreien, direkten Aktionen und Befreiungen.

4. Das Ergreifen aller notwendigen Vorsichtsmaßnahmen, damit weder Mensch noch Tier durch die Aktionen Schaden nehmen.[19]

Speziesismus und Sprache

Im Vorigen wurde der Begriff „Speziesismus" als Diskriminierung von Tieren aufgrund ihrer Zugehörigkeit zu einer anderen Spezies beschrieben.

Da unsere Sprache in Wechselbeziehung zum Denken steht, welches wiederum unsere Handlungen beeinflusst, lohnt sich ein kritischer Blick auf den alltäglichen Sprachgebrauch.[20] Bei sprachlich manifestierten Vorurteilen und Stereotypen gegen Tiere kann von einem speziesistischen Sprachgebrauch gesprochen werden.

Einen Beleg für die klare sprachliche Trennung zwischen Mensch und Tier (Mensch-Tier-Dualismus), stellt bereits die Existenz dieser beiden Kategorien dar, welche mit normativ gefärbten Zuschreibungen einhergeht.[21] Dies zeigt sich beispielsweise in der unterschiedlichen Benennung äquivalenter Verhaltensweisen. Tiere „essen" nicht, sondern „fressen". Nutze ich die Tieren zugeschriebenen Ausdrücke in Bezug auf Menschen, wird ihre Minderwertigkeit deutlich. Wird über eine Frau gesagt, sie sei „trächtig" statt „schwanger", habe ein Kind „geworfen" anstelle von „geboren", oder sie „säuge" ihr Baby anstatt es zu „stillen", werden nicht nur ihre Handlungen abgewertet, sondern die ganze Person. Bezeichne ich einen Menschen direkt oder indirekt als Tier, spreche ich ihm sein „Menschsein" ab und stelle ihn auf eine niedrigere Stufe. So werden Bezeichnungen für Tierarten in unserer Gesellschaft auch als Beleidigungen genutzt. Menschen kränkt es, wenn sie als Ochse, Gans, Zicke, Hund, Schwein, Esel, Affe oder Ratte bezeichnet werden, abgesehen von zahlreichen Ergänzungen wie dumm, blöd, mies, faul und dergleichen.

Auf der Ebene der institutionalisierten Gewalt gegenüber Tieren fällt auf, dass beispielsweise zwischen dem Fleischer[22] und dem von ihm getöteten Tier keine Täter-Opfer-Beziehung besteht. Tiere werden nicht „ermordet", sie werden „geschlachtet", „eingeschläfert" oder „gekeult", ihre „Kadaver" werden „entsorgt". Das Handeln des Fleischers wird in unserer Gesellschaft toleriert, weil die von ihm getöteten Lebewesen einer anderen Spezies angehören. Wenn ich jedoch sage „Er hat das Schwein ermordet.", spreche ich dem betroffenen Schwein einen Opferstatus zu.[23]

Dass Sprache die Realität verschleiern kann, zeigt sich in Begriffen, die verwendet werden, um aus tierlichen Körpern hergestellte Waren oder den Prozess der Warengewinnung zu bezeichnen. Begriffe wie Schnitzel, Mett oder McNuggets verbergen das Lebewesen hinter den Produkten. Die Beschönigung des Prozesses der Warengewinnung, zeigt sich drastisch in der Pelzindustrie. Hier wird euphemistisch, also beschönigend und verhüllend, von der „Ernte" gesprochen, wenn Nerze umgebracht und gehäutet werden.

Die Auffassung, dass Tiere für den menschlichen Gebrauch existieren, zeigt sich unter anderem darin, dass viele Tierarten in unserer Sprache nach ihrem Nutzen für den Menschen kategorisiert werden. Wir sprechen von „Haustieren" oder „Nutztieren", die sich noch einmal in „Legehennen", „Milchkühe", „Masthähnchen", „Zirkustiere" oder „Labormäuse" aufgliedern lassen. In ihrer Benennung tragen sie die Bestimmung ihres Lebenszwecks, sie werden demnach ontologisiert. Suggeriert wird durch diese Bezeichnungen, dass die entsprechenden Tiere geboren wurden, um gegessen, gemolken, dressiert und anderweitig ausgebeutet zu werden.

Durch einen speziesistischen Sprachgebrauch, wie beispielsweise die Nutzung der oben genannten Beleidigungen, Euphemismen und Ontologisierungen, wird eine abwertende Haltung gegenüber Angehörigen einer anderen Spezies sprachlich reproduziert, d. h. an andere Menschen weitergegeben und im Denken tiefer verankert.

Links und Literatur

Deutsch

- Peter Singer – Die Befreiung der Tiere
- Peter Singer – Praktische Ethik
- Ursula Wolf – Das Tier in der Moral
- Susann Witt-Stahl, (Hg) – Das steinerne Herz der Unendlichkeit erweichen. Beiträge zu einer kritischen Theorie für die Befreiung der Tiere
- Barbara Noske – Die Entfremdung der Lebewesen
- Johann S. Ach – Warum man Lassie nicht quälen darf

Englisch

- Joan Dunayer – Speciesism
- Tom Regan – The Case for Animal Rights
- Tom Regan – Empty Cages: Facing the Challenge of Animal Rights
- Gary L. Francione – Introduction to Animal Rights: Your Child or the Dog?
- Bob Torres – Making a Killing
- Cass R. Sunstein & Martha C. Nussbaum – Animal Rights, Current Debates and New Directions
- Carol Adams – The Sexual Politics of Meat

Kapitel 4

Ungesund?

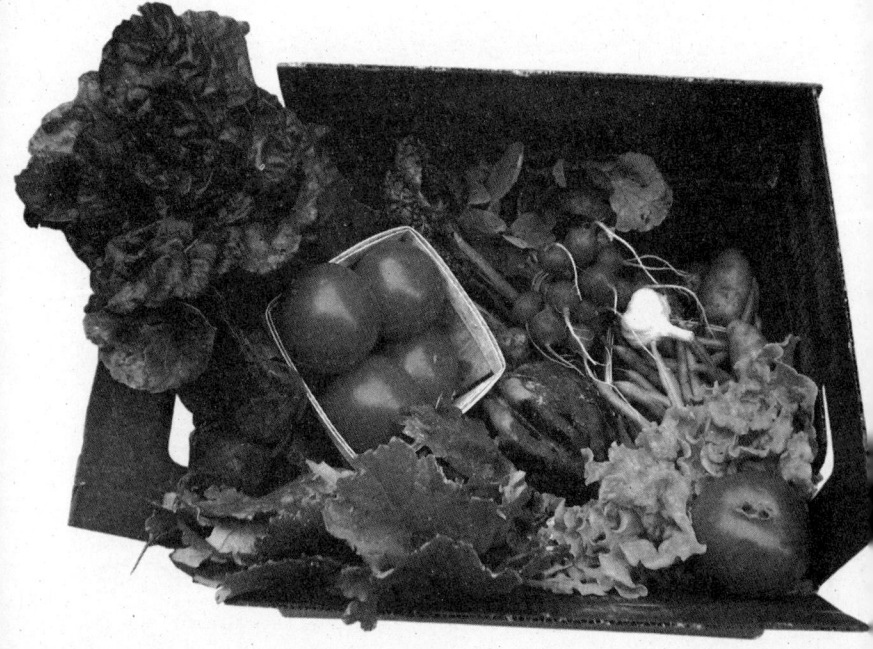

Wenn sich deine Eltern oder Freund_innen darum sorgen, ob du als Veganer_in demnächst an Nährstoffmangel leidest, dann kannst du sie beruhigen. Vegane Ernährung kann gesund und ausgewogen sein und dich mit allen Nährstoffen versorgen, die du brauchst, um groß und stark zu werden bzw. es zu bleiben. Allerdings solltest du dich mit deiner Ernährung auseinandersetzen – insbesondere wenn du Chips und Cola als deine Hauptnahrungsmittel bezeichnen würdest. Da viele Menschen ihre omnivore Ernährungsweise als „normal" und gesund einschätzen, folgen zunächst einige Fakten zum Zusammenhang zwischen Zivilisationskrankheiten und einer erhöhten Zufuhr tierlichen Proteins. Die anschließenden Infos wurden von mir zusammengestellt und sollen dir einen groben Überblick über die Zufuhr wichtiger Nährstoffe bei einer veganen Ernährung verschaffen. Am Ende dieses Kapitels findest du Bücher und Links, die sich eingehender mit der Thematik beschäftigen. Im *Anhang II, S. 124* gibt es zudem einige leckere und einfach zuzubereitende Rezepte.

Zivilisationskrankheiten und tierliches Protein

Der hohe Anteil an Fleisch- und Milchprodukten, der für die Ernährung vieler Menschen der westlichen Welt prägend ist, ergab sich erst nach der industriellen Revolution. Zuvor waren derlei Produkte den oberen Bevölkerungsschichten vorbehalten.

Mit Beginn der Massentierhaltung und der industriellen Landwirtschaft sanken die Produktionskosten und Fleisch wurde allmählich fest verankerter Nahrungsbestandteil der Gesamtbevölkerung. Im Zuge dessen entwickelten sich auch Zivilisationskrankheiten wie Krebs, Übergewicht, Herzkrankheiten, Bluthochdruck, Osteoporose, Diabetes, Folgen eines hohen Cholesterinspiegels, wie Arteriosklerose etc. Auch heute noch treten diese Krankheiten vor allem in Gesellschaften auf, die einen hohen Konsum an tierlichem Protein aufweisen.[1]

In dem Buch *The China Study* von Dr. Colin Campbell, einem US-amerikanischen Professor für Biochemie der Ernährung, wird genau dieser Zusammenhang untersucht. Der Titel des Buches bezieht sich auf eine ernährungswissenschaftliche Studie, bei der der Zusammenhang zwischen Sterblichkeitsrate, Ernährung, Lebensstil und Umweltfaktoren in China untersucht wurde. In der Untersuchung, die 1983 begann und über 20 Jahre andauerte, wurde belegt, dass oben genannte Zivilisationskrankheiten in Gebieten mit einer überwiegend pflanzlichen Ernährung eher selten auftauchen. Zudem konnte nachgewiesen werden, dass die Effekte von chronischen Erkrankungen durch eine pflanzliche Ernährungform sogar rückgängig gemacht werden können. Campbell weist eine Beziehung zwischen dem Verzehr von tierlichem Protein und Zivilisationskrankheiten nach. Bei einer ausgewogenen Ernährung lautet das Ergebnis zusammengefasst: Je weniger tierliche Lebensmittel konsumiert werden, desto gesünder leben die Menschen.[2]

Die Studie belegt, dass sich mit einem erhöhten LDL-Cholesterinspiegel[3] die oben genannten Erkrankungen häufen.[4] Cholesterin gehört zur Gruppe der Fette im Körper und ist ein wichtiger Bestandteil der Zellmembranen sowie Grundbaustein für lebenswichtige Hormone. Zudem ist es bedeutsam für den Energiehaushalt. Ein hoher Cholesterinspiegel erhöht jedoch das Risiko einen Herzinfarkt oder Schlaganfall zu erleiden. Den größten Einfluss auf den Cholesterinspiegel haben gesättigte Fettsäuren, welche vor allem in Lebensmitteln tierlicher Herkunft enthalten sind. Der durchschnittliche LDL-Cholesterinspiegel in Deutschland liegt bei etwa 230 mg/dL,[5] (Milligramm pro Deziliter) der US-amerikanische bei 215 mg/ dL, und der chinesische bei nur 127 mg/dL.[6] Der empfohlene Wert beträgt bei gesunden Menschen unter 160 mg/dL.[7]

Auch die Möglichkeit an Krebs zu erkranken soll durch eine Umstellung auf pflanzliche Kost um durchschnittlich ein bis zwei Drittel vermindert werden.[8] Das Risiko, an Magen-

oder Dickdarmkrebs zu erkranken, verringert sicht laut einer anderen Studie sogar um 90 %.[9]

In Deutschland haben zu Beginn der 80er-Jahre drei große Vegetarier-Studien (Universität Gießen, Krebsforschungszentrum Heidelberg, Bundesgesundheitsamte Berlin) unabhängig voneinander belegt, dass Vegetarier_innen günstigere Werte in Bezug auf Blutdruck, Körpergewicht und Krankheitshäufigkeit sowie eine geringere Anfälligkeit für Krebs und Herz-Kreislauf-Erkrankungen und eine insgesamt höhere Lebenserwartung aufweisen.[10]

Nährstoffe

Als Veganer_in kannst du problemlos eine ausreichende Nährstoffversorgung erzielen. Allerdings gibt es ein paar Vitamine und Spurenelemente, mit denen du dich eingehender beschäftigen solltest. Denn Vitamin B12, Vitamin B2, Eisen, Jod, Zink, Kalzium und Omega-3-Fettsäuren werden teilweise von der Durchschnittsbevölkerung nur in unzureichender Menge aufgenommen. Bei einseitiger Ernährung oder bei Menschen mit erhöhtem Nährstoffbedarf, wie Schwangeren, Stillenden, Kindern und Jugendlichen, älteren Menschen oder Leistungssportler_innen sollte besonderes Augenmerk auf die Nahrungsauswahl gelegt werden. Für diese Gruppen gelten teilweise höhere RDA-Empfehlungen[11].

Merkmale einer ausgewogenen Ernährung sind eine abwechslungsreiche Auswahl und angemessene Menge nährstoffreicher und energiearmer Lebensmittel. Generell haben naturbelassene und unverarbeitete Lebensmittel einen höheren Nährstoffgehalt und sollten daher Fertigprodukten vorgezogen werden. Durch jegliche Verarbeitung wie Zerkleinern, Erhitzen oder Konservieren wird bereits der Wirkstoffgehalt von Vitaminen, Mineralstoffen, Enzymen, sekundären Pflanzenstoffen etc. gemindert.

So wurden z. B. den sogenannten sekundären Pflanzenstoffen zahlreiche gesundheitsfördernde Wirkungen nachgewiesen. Diese Stoffe liegen in den Randschichten von Getreidekörnern besonders konzentriert vor. „Auszugs- oder Weißmehl", also Mehl, bei dem nur das Innere des Weizenkornes verwendet wird, hat daher nur einen sehr geringen Gehalt dieser Pflanzenstoffe, und somit einen geringeren Nährwert als Vollkornprodukte.

Verschiedene Ernährungsexpert_innen raten zu fünf Portionen Obst und Gemüse am Tag, um den täglichen Bedarf an Vitaminen, Mineralstoffen sowie Ballaststoffen und sekundären Pflanzenstoffen zu decken. Lebensmittel mit hohem Zucker- und Fettgehalt sollten nur in Maßen verzehrt werden. Besonders Gebäck-und Süßwaren, süße Getränke sowie Fast-Food- und Fertigprodukte enthalten davon oft wesentlich mehr als für den täglichen Verzehr empfohlen wird.

In der deutschen Vegan Studie von 2003 zeigte sich neben den gesundheitlichen Vorteilen durch das Vermeiden von tierlichen Nahrungsmitteln, dass fast alle lebensnotwendigen Nährstoffe mit pflanzlicher Kost aufgenommen werden können. Lediglich Vitamin B12 muss durch Nahrungsergänzungsmittel zugeführt werden.[12]

In der Nährstofftabelle im *Anhang III, S. 130* finden sich ergänzend Stichpunkte darüber, welche Funktionen die verschiedenen Vitamine und Mineralstoffe in unserem Körper erfüllen und in welchen Lebensmitteln sie enthalten sind.

Das Spurenelement Eisen

Eisen ist wichtig für den Sauerstofftransport im Blut, als ein Bestandteil in mehreren Enzymen sowie auch für das Immunsystem, die Muskelaktivität sowie die psychische Leistungsfähigkeit.

Sind die körpereigenen Eisenspeicher ausreichend gefüllt, werden nur ca. 5 % (1-2 mg pro Tag) aus der Nahrung aufgenommen. Sind die Speicher nicht ausreichend gefüllt, liegt die Aufnahme bei 20 % (bis zu 6 mg pro Tag)[13].

Die Eisenaufnahme von Veganer_innen kann als normal

bezeichnet werden und ein Mangel tritt nicht häufiger auf als bei Omnivoren.[14] Bei Frauen ist der menstruale Blutverlust in Bezug auf Eisenmangel maßgeblich. Männer haben seltener einen zu niedrigen Eisengehalt im Blut.

Vegetarier_innen sind im Übrigen stärker gefährdet einen Eisenmangel zu entwickeln als Veganer_innen. Denn Kuhmilchprodukte sind nicht nur eisenarm, sondern hemmen ebenso wie Eier die Eisenresorption im Körper.[15] Generell kann einer Unterversorgung durch einen eisenreichen Speiseplan vorgebeugt werden. Einen hohen Eisengehalt weisen etwa Getreide, Bohnen, Spinat oder Rote Bete auf. Von einer Einnahme von Eisenpräparaten ist allerdings abzuraten, da diese leicht zu einer Überdosis führen können – bereits ab 2 g können Vergiftungserscheinungen auftreten.[16] Die Ernährungsforscher der Europäischen Union empfehlen eine Tagesdosis von 15 mg.[17]

Das Spurenelement Jod

Jod ist ein wichtiger Bestandteil der Schilddrüsenhormone, welche unter anderem für gesunde Haut, Haare und Nägel sorgen. Jodmangelkrankheiten gehören aufgrund von Nährstoffmangel weltweit zu den häufigsten Erkrankungen. Deutschland gilt dabei als Jodmangelgebiet, weshalb Jod dem Speisesalz zugesetzt wird. In einer Untersuchung mit Veganer_innen lag die Jodzufuhr bei Männer lediglich bei 60 % der empfohlenen Tagesdosis und bei Frauen bei nur 30 %. Veganer_innen mit einem regelmäßigen Verzehr von Meeresalgen wiesen jedoch eine überdurchschnittliche Jodaufnahme auf. Obwohl es zum Jodbedarf verschiedene wissenschaftliche Meinungen gibt, hat das *Bundesinstitut für Risikobewertung (BfR)* bekanntgegeben, dass es durch den Zusatz von Jod nicht zu Schilddrüsen- oder Folgeerkrankungen kommen kann.[18] Empfehlenswert ist also die Verwendung von Jodsalz und der Verzehr von Meeresalgen. Allerdings enthalten viele Algen, wie z. B. Arame, Kombu, Wakame und

Hijiki hohe Mengen Jod und sollten nur in geringen Dosen konsumiert werden.[19]

Das Spurenelement Zink

Als wichtiges Spurenelement spielt Zink beim Stoffwechsel eine wesentliche Rolle. Es beeinflusst die Aktivität von mehr als 200 Enzymen.

Der tägliche Zinkbedarf liegt bei 7,5 mg bei Männern und 5,5 mg bei Frauen.[20] Aufgrund einer geringeren Absorbierung bei pflanzlicher Ernährung sollten Veganer_innen allerdings die Menge verdoppeln. Bei Veganern liegt die durchschnittliche Aufnahme zwischen 8,5 mg und 11 mg pro Tag, bei Veganerinnen bei etwa 7,5 mg.[21] Die *EU-RDA* liegt bei 10 mg.[22] Auch hier sollten Menschen in bestimmten Lebenssituationen, wie Sportler_innen, ältere Menschen, Kinder oder schwangere Frauen, besonders auf eine ausreichende Zufuhr achten. Lebensmittel mit einem hohen Zinkgehalt sind etwa Nüsse und Ölsaaten, Weizenvollkorn, -kleie und -keime, Haferflocken, Erdnüsse und Roggen.

Das Mengenelement Kalzium

Der menschliche Körper enthält insgesamt 1 kg Kalzium, hauptsächlich in Zähnen und Knochen. Kalzium ist elementar für die Bildung von Zähnen und Knochengewebe und der wichtigste Faktor bei der Blutgerinnung. Zudem ist Kalzium ein Aktivator von Enzymen und Hormonen. Bei einem Vitamin-D-Mangel ist die Versorgung des Körpers mit Kalzium gestört, da das Vitamin den Kalziumspiegel im Blut und beim Aufbau der Knochen reguliert.

Ab einer Zufuhr unter 525 mg pro Tag kann es zu einer geringeren Knochenmineraldichte und einem Osteoporose-Risiko kommen. Die *EU-RDA* liegt bei 800 mg. Andere Nährstoffe wie Vitamin D, K, Protein und Potassium beeinflussen die Funktion von Kalzium beim Knochenaufbau. Ein übermäßiger Konsum von protein-, salz- und zuckerreicher Nahrung sowie Koffein können sich negativ auf den Kalziumhaushalt des Körpers auswirken. Daher ist es umso wichtiger auf eine ausreichende Aufnahme zu achten. Kalziumhaltige Lebensmittel wie angereicherte Sojamilch, Wasser mit hohem Kalziumgehalt, Sesam, dunkelgrünes Blattgemüse (Grünkohl, Petersilie, Rucola), Mandeln und Orangen sollten daher häufig auf dem Speiseplan stehen.

Ein weit verbreiteter Irrglaube ist die Notwendigkeit von Milchprodukten für eine ausreichende Kalziumzufuhr des Knochenwachstums. Das Gegenteil ist der Fall. Zwar ist die Kalziumaufnahme aus mit Kalzium angereicherter Sojamilch mit der von Kuhmilch zu vergleichen, jedoch wird durch die Aufnahme von tierlichem Protein aus Kuhmilch der Säuregehalt im Blut und in den Zellen gesteigert. Um dies auszugleichen, baut der Körper Kalzium aus den Knochen ab, wodurch diese geschwächt werden.[23]

Vitamin D

Vitamin D ist wichtig für den Knochenaufbau und die Regulierung des Kalziumspiegels im Blut.

Vitamin D3 wird bei ausreichender Sonneneinstrahlung vom Körper in der Haut synthetisiert. Das häufig in Margarine zugesetzte Vitamin D3 ist nicht vegan, da es in der Regel aus Wollfett (Lanolin) von Schafen gewonnen wird oder dies den Ausgangsstoff zur Synthese des Vitamins darstellt. Vitamin D2 wird hingegen in Pflanzen durch UV-Einstrahlung gebildet.

Von Oktober bis März ist in Deutschland eine Vitamin D Eigensynthese problematisch, da ein Großteil der UV-B-Strahlung durch die Erdatmosphäre absorbiert wird. Die *EU-RDA* für Vitamin D liegt bei 5 mg/d,[24] jedoch halten einige Wissenschaftler_innen diesen Wert für zu niedrig. Empfehlenswert sind also im Sommer tägliche Aufenthalte im Freien von mindestens 15-30 Minuten mit z. T. unbedeckter Haut. In den Wintermonaten sollte dann auf Supplementation oder angereicherte Lebensmittel zurückgegriffen werden.

Vitamin B12

Vitamin B12 ist an verschiedenen Stoffwechselreaktionen beteiligt und hat wichtige Funktionen beim Eiweißstoffwechsel, der Bildung roter Blutkörperchen und für das Nervensystem. Es wird ausschließlich von Mikroorganismen produziert und sollte bei einer veganen Ernährung unbedingt beachtet werden. In einigen pflanzlichen Lebensmitteln wie etwa Algen (auch Spirulina), Sauerkraut oder Sprossen kommen B12-Analoga vor,[25] die allerdings keine Wirksamkeit für den menschlichen Organismus besitzen. Die Fehlinformation, dass diese Nahrungsmittel B12-Quellen seien, ist leider hin und wieder noch in einigen Büchern oder Ernährungstabellen zu finden.

Aufgenommen wird B12 über den sogenannten Intrinsic Factor, ein Makromolekül, das von den Zellen der Magenschleimhaut gebildet wird. In geringen Mengen kann es auch durch passive Diffusion über den Magen-Darm-Trakt oder die Schleimhäute in den Blutstrom gelangen, wobei es allerdings in hoch dosierter Form vorliegen muss, da nur ca. 1 % der Vitamindosis aufgenommen wird.[26]

Zu der Empfehlung möglichst ungewaschenes, und deswegen mit Mikroben verunreinigtes Gemüse als B12-Quelle zu sich zu nehmen, liegen bisher keine Studien vor, aber aus hygienischen Gründen ist davon abzuraten.

Nach einer Magenresektion, einer Magenschleimhautentzündung oder bei anderen Erkrankungen des Magen-Darm-Traktes kann die Aufnahme von B12 über den Intrinsic Factor gestört sein. In diesem Fall muss B12 intramuskulär verabreicht werden. Der menschliche Körper speichert ca. 2-5 mg B12 in der Leber und der Muskulatur.[27] Leider gibt es keine verlässlichen Angaben darüber, wie lange der körpereigene Speicher ohne B12-Supplementation eine ausreichende Versorgung gewährleisten kann, da dies vom jeweiligen B12-Spiegel zu Anfang der veganen Ernährung abhängig ist.

Ein B12-Mangel entsteht in der Regel erst nach mehreren Jahren ungenügender Zufuhr oder Aufnahme. Bei einem schweren Verlauf äußert sich dieser in Blutarmut und in neurologischen und psychischen Symptomen, die teilweise unumkehrbar sind. Erste Anzeichen eines B12-Mangels können Müdigkeit, eingeschränkte Leistungsfähigkeit, nachlassende Konzentrationsfähigkeit, Gewichtsabnahme oder Neigung zu Depressivität sein.

Der empfohlene Tagesbedarf liegt bei 3 µg.[28] Um eine optimale Gesundheit von Veganer_innen zu garantieren, wird eine Zufuhr von aktivem B12 über angereicherte Lebensmittel oder Nahrungsergänzungsmittel empfohlen. Besonders in der Schwangerschaft, Stillzeit und bei Kindern unter drei Jahren muss auf eine ausreichende Aufnahme geachtet werden. B12 in Tablettenform sollte nicht direkt geschluckt werden, sondern im Mund mit Speichel vermengt werden. Das B12 wird dabei zum Teil bereits über die Mundschleimhaut aufgenommen. Daher sind Kau- oder Lutschtabletten empfehlenswert.

Vitamin B12-Quellen

Angereicherte Produkte wie z. B. Cornflakes oder Sojadrinks enthalten in Deutschland häufig nur eine geringe Menge B12, sodass der Tagesbedarf nur über den Konsum hoher Mengen zu erreichen ist. Daher eignen sie sich nicht als alleinige Zufuhr. Zu berücksichtigen ist, dass Lebensmittel aus kontrolliert biologischem Anbau in Deutschland nicht mit Vitaminen angereichert werden dürfen. Daher ist B12 nur in konventionellen Lebensmitteln zu finden. Leider ist B12 in Form von Nahrungsergänzungsmitteln in Deutschland nicht einfach zu beziehen. Die *Vegan Society* in England hat mit *Veg1* ein Präparat entwickelt, das speziell auf eine vegane Ernährung ausgelegt ist und zudem auch Vitamin D enthält.

Es ist über verschiedene Vegan-Versände erhältlich.[29] Eine Zufuhr von B12 durch Multivitamin-Tabletten ist nicht zu empfehlen, da Vitamin C, Eisen und Kupfer das B12 abbauen können.[30]

Vitamin B12-Testverfahren

Dein Hausarzt oder deine Hausärztin bestimmt bei einem einfachen Bluttest auf Wunsch die Konzentration des B12 im Blutserum. Bei diesem Test werden jedoch nur vom Stoffwechsel nicht verwertbare B12-Analoga im Blut gemessen, womit keine klaren Rückschlüsse auf den B12-Speicher gezogen werden können.[31]

Andere Indikatoren für einen Mangel sind zum einen eine erhöhte Konzentration des Homocystein-Wertes, sofern kein Folsäure-Mangel vorliegt. Auch erhöhte Methylmalonsäure (MMS)-Werte deuten auf einen entleerten B12-Speicher hin. MMS gibt Aufschluss über die Effektivität der B12-abhängigen Reaktionen im Körper,[32] jedoch sind MMS und Homocystein nur Indikatoren für einen fortgeschrittenen B12-Mangel. Einzig eine niedrige Holotranscobalamin (HoloTC)-Konzentration lässt Rückschlüsse auf eine unzureichende B12 Zufuhr zu, bevor es zu einem Mangel kommt.[33] Denn B12 ist im Blut an zwei Proteine gebunden. Während der überwiegende Teil als biologisch inaktiver Komplex dem Rücktransport von überschüssigem B12 zur Leber dient, ist der aktive Teil, das HoloTC (an Transcobalamin II gebundenes B12) für die Versorgung der Zellen zuständig. Ist der HoloTC-Spiegel niedrig, liegt ein Mangel vor, während die Konzentration von Homocystein und Methylmalonsäure ansteigen.[34] Die Bestimmung kostet ca. 50 € für MMS und ca. 30 € für HoloTC,[35] sofern diese nicht von der Krankenkasse übernommen werden.

Es empfiehlt sich auf eine regelmäßig Supplementation von B12 zu achten, anstatt die ersten Symptome eines Mangels abzuwarten.

Omega-3-Fettsäuren

Als Omega-3-Fettsäuren wird eine bestimmte Gruppe innerhalb der ungesättigten Fettsäuren bezeichnet. Sie gehören zu
den essentiellen Fettsäuren, d. h. sie können vom Körper nicht
selbst synthetisiert werden. Sie erfüllen wichtige Zellfunkti-
onen, beeinflussen die Gehirnentwicklung im Wachstum,
sind wichtig für die Entwicklung der Augen, verbessern die
Fließeigenschaften des Blutes und wirken so präventiv Herzerkrankungen vor.

Hauptsächlich zu finden sind sie in Ölen, wie etwa Leinöl
oder Hanföl, und Nüssen. Die Konzentration von Omega-3
Fettsäuren im Blut von Veganer_innen ist etwas geringer als
bei Omnivoren, dafür aber meist in einem stabilen Verhältnis
vorhanden.[36] Empfohlen werden etwa 3,8 g pro Tag.[37]

Protein

Proteine (also Eiweiße) gehören zu den Grundbausteinen
aller Zellen. Nahrungsproteine sind elementar für den Aufbau und die Erneuerung körpereigener Proteine. Die darin
enthaltenen Aminosäuren sind wichtig für den Erhalt und
den Aufbau von Zellen, regulieren den Flüssigkeitshaushalt,
und helfen bei der Abwehr von Krankheiten, sind Transport-
mechanismen und liefern Energie. Essentielle Aminosäuren
können vom Körper nicht oder nur in ungenügendem Maße
selbst gebildet werden, während die nicht-essentiellen Aminosäuren selbst hergestellt werden können.

Der Körper eines erwachsenen Menschen besteht aus
etwa 10-11 kg Protein. Der tägliche Mindestbedarf liegt bei
0,4-0,6 g pro Kilogramm Körpergewicht. Als empfohlene
Tagesdosis werden 0,8 g angegeben.[38] Verschiedene Studien
zur Proteinzufuhr bei Veganer_innen haben gezeigt, dass
diese in den meisten Fällen mehr als bedarfsdeckend ist.[39]
Ausgezeichnete Proteinquellen sind Hülsenfrüchte wie
etwa Bohnen, Erbsen, Linsen, etc. Aber auch Nüsse, Ölsaa-

ten, Tofu, Seitan, Sojaprodukte und Vollkorngetreide haben einen hohen Proteingehalt.

Literatur

Deutsch

- Claus Leitzmann & Markus Keller - Vegetarische Ernährung
- Kath Clements - Vegan
- Gill Langley - Vegane Ernährung
- Iris Berger - Vitamin B12 Mangel bei veganer Ernährung

Englisch

- Stephen Walsh - Plant Based Nutrition and Health
- Colin Campbell - The China Study
- John Robbins - Diet for a new america
- Sandra Hood - Feeding Your Vegan Infant with Confidence

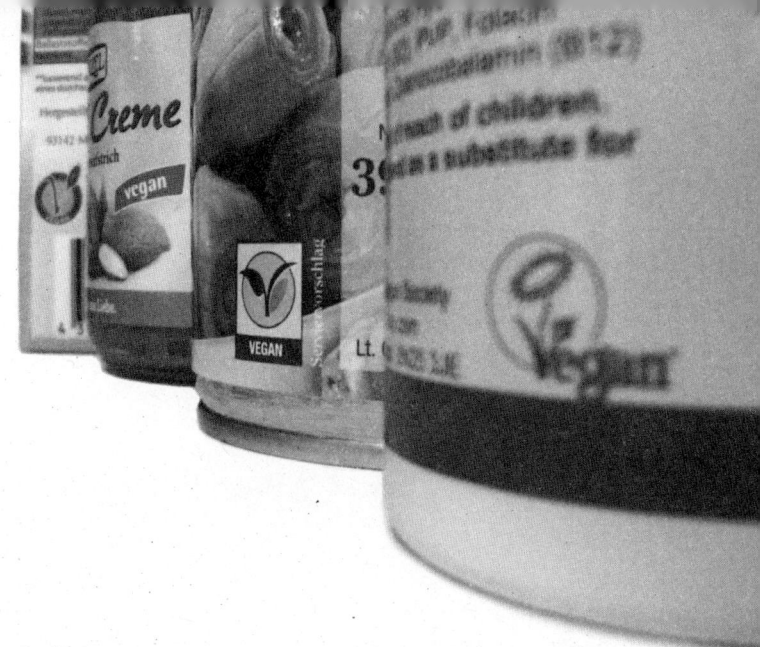

Kapitel 5:

100% Vegan?

Fast täglich stoßen wir auf Lebensmittel und andere Produkte, die tierlichen Ursprungs sind oder indirekt mit Tierausbeutung einhergehen. Gerade im Supermarkt kann es neuen Veganer_innen zunächst schwer fallen, den Dschungel an Waren zu durchschauen. Offensichtlich tierliche Produkte zu vermeiden ist nicht allzu kompliziert, aber in einigen Fällen ist es schwierig herauszufinden, ob die Zutaten eines Artikels wirklich vegan sind.

Beim Veganismus geht es jedoch nicht um Perfektion, wie schon in der Definition der *Vegan Society* erwähnt wurde (*siehe S. 13*). Eine 100 % tierleidfreie Lebensweise ist bedauerlicherweise kaum möglich. Auf Autofahrten werden hunderte von Insekten getötet, beim Laufen über eine Wiese treten wir auf sie. Bei der Ernte von Getreide werden durch den Einsatz von Maschinen und Pestiziden Tiere getötet und bestimmte Medikamente gibt es nicht in veganer Form. Zum Beispiel enthalten viele Tabletten Laktose, die meisten Kapseln Gelatinehüllen und die Wirkstoffe werden in Tierversuchen getestet.

Doch mit dem Bedürfnis, keine Produkte mit tierlichen Inhaltsstoffen konsumieren zu wollen, kannst du ein klares Statement gegen Tierausbeutung setzen. Viele Hersteller sind in den letzten Jahren den Forderungen von Kundinnen und Kunden gefolgt und haben ihre veganen Produkte mit einem Label versehen, da der Markt für explizit vegane Lebensmittel rasant wächst.

In diesem Kapitel findest du Tipps und Hinweise, bei welchen Erzeugnissen du dennoch weiterhin die Augen offen halten solltest und hinter welchen Zutaten sich tierliche Produkte verbergen können.

Ernährung

Beginnen wir doch direkt mit dem wichtigsten Bereich – dem Essen. Wenn du im Supermarkt die Zutatenlisten von Lebensmitteln studierst, dürfte dich dies vor etliche Fragen stellen, denn je nach Produkt scheint manchmal nur ein abgeschlossenes Chemiestudium weiterzuhelfen.

In Deutschland legt die Lebensmittel-Kennzeichnungsverordnung fest, dass auf allen Fertigpackungen neben Mindesthaltbarkeitsdatum, Herstellername und möglichen enthaltenen allergieauslösende Stoffen auch eine Zutatenliste angegeben werden muss. Die Inhaltsstoffe erscheinen darin der enthaltenen Menge nach in absteigender Reihenfolge. Werden bestimmte Zutaten im Produktnamen genannt, wie z. B. bei Haselnusstofu, so muss zusätzlich der prozentuale Anteil der Haselnüsse aufgeführt werden.

Die Verbraucher_innen gehen davon aus, dass alle im Produkt enthaltenen Stoffe explizit in der Zutatenliste genannt werden. Das stimmt leider nicht ganz, denn da gibt es noch E-Nummern, Aromastoffe und Nichtzutaten. Nichtzutaten? Darunter fallen laut *Lebensmittel-Kennzeichnungsverordnung* Stoffe, die lediglich für den Verarbeitungsvorgang gebraucht werden. Da die Lebensmittelindustrie mit teilweise sehr komplexen Verfahren arbeitet und auch gerne in die Trickkiste greift, um ihre Konsument_innen zu täuschen, wird die Sache schnell ziemlich undurchsichtig. Wenn etwa die Festigkeit eines Teigs mit der Aminosäure Cystein reguliert wird, hat diese später im Gebäck keine Wirkung mehr und wird somit zu einer Nichtzutat. Genauso wenig werden im Salz enthaltene Rieselhilfsstoffe in der Zutatenliste von Kartoffel-Chips erwähnt. Eine weitere Nichtzutat ist auch Gelatine in Getränken (*siehe Getränke, S. 78*).

E-Nummern

Selbst die angegebenen Inhaltsstoffe sind nicht so leicht zu durchschauen. In der EU sind momentan 316 Lebensmittelzusatzstoffe als sogenannte E-Nummern zugelassen.[1] Das „E" vor der Nummer steht dabei für Europa. Diese gliedern sich der Nummer nach in Farbstoffe, Süßungsmittel, Antioxidationsmittel, Emulgatoren, Festigungsmittel, Feuchthaltemittel,

Füllstoffe, Geliermittel, Geschmacksverstärker, Komplexbild-
ner, Konservierungsmittel, modifizierte Stärken, Säuerungs-
mittel, Säureregulatoren, Schaummittel, Schaumverhüter,
Schmelzsalze, Stabilisatoren, Trägerstoffe einschließlich
Trägerlösungsmittel, Treib- und Packgase, Trennmittel, Über-
zugsmittel und Verdickungsmittel. In der Zutatenliste kann
entweder die E-Nummer oder der wissenschaftliche Name
angegeben werden.

Vom *Bundesverband der Verbraucherzentralen* werden nur 151
der 316 E-Nummern als unbedenklich eingestuft, da viele im
Verdacht stehen, Allergien auszulösen oder in Bezug auf ihre
Unbedenklichkeit nur unzulänglich geprüft wurden.[2] Diese
Substanzen sollten also besser mit Vorsicht oder gar nicht
konsumiert werden.

Insgesamt sind acht der E-Nummern immer tierlichen
Ursprungs, während 65 Stoffe tierlichen oder pflanzlichen
Ursprungs sein können (*siehe Liste der Zusatzstoffe, S. 135*).

Aromen

Aromastoffe erzeugen bei Lebensmitteln oft einen intensiven
Geschmack. Sie werden z. B. verwendet, wenn die künstlich
hergestellte Variante billiger ist als echte Früchte oder Gewür-
ze. Laut Lebensmittelgesetz dürfen Aromen als Zusatzstoffe
beigefügt werden, die zwar deklariert werden müssen, aber
nicht näher kennzeichnungspflichtig sind. Auf der Verpackung
ist dann meist nur die Angabe „Aroma" zu finden. Dahinter
können sich mehr als 2.000 verschiedene Aromastoffe verbergen.[3] Sie werden unterschieden in natürliche, naturidentische
und künstliche Aromen.

Natürliche Aromastoffe können aus tierlichen oder
pflanzlichen Rohstoffen gewonnen werden. Dabei muss die
Herkunft nicht unbedingt auch mit dem jeweiligen Lebensmittel zusammenhängen, so wird etwa Pfirsich-Aroma aus
Schimmelpilz-Kulturen hergestellt. „Natürlich" bezeichnet
hier lediglich, dass das Aroma auch in der Natur vorkommt.

Naturidentische Aromastoffe können aus pflanzlichen oder tierlichen Rohstoffen isoliert oder chemisch synthetisiert werden und gleichen in ihrer chemischen Struktur einem Ausgangsstoff. In diesem Fall meint naturidentisch, dass diese Stoffe ein in der Natur identisches Vorbild haben. So wird etwa synthetisches Vanillearoma echter Bourbon-Vanille vorgezogen, weil diese nur beschränkt verfügbar und somit teuer ist. Künstliche Aromastoffe haben kein natürliches Vorbild und werden stets chemisch synthetisiert.
(In der Liste der Zusatzstoffe auf S. 135 finden sich unvegane Aromen.)

Zucker

Zucker wird zwar aus Zuckerrüben oder Zuckerrohr hergestellt, doch ist er nicht immer vegan. Beim Raffinieren kann nämlich Tierkohle als Entfärber eingesetzt werden. Dies ist allerdings nur bei dem aus Zuckerrohr gewonnenem, weißen Zucker der Fall. Bei Vollrohrzucker handelt es sich um unraffinierten Zucker, der alle Mineralstoffe des Zuckerrohrsaftes enthält. Im Gegensatz dazu ist Rohrohrzucker ohne Tierkohle teilraffinierter Vollrohrzucker, mit einer leicht bräunlichen Färbung.

In Deutschland wird Zucker hauptsächlich aus Zuckerrüben gewonnen, wobei ein anderes, veganes Verfahren zum Entfärben angewandt wird. Bei zuckerhaltigen Lebensmitteln ist es schon schwieriger, da hier die Quelle nicht genau ersichtlich ist, und es sich um mit Tierkohle raffinierten Zucker handeln kann. Wer dies ausschließen möchte, kann beim Hersteller eine Produktanfrage stellen (*siehe Produktanfragen, S. 81*). „Braunem Zucker" ist auch nicht ohne Weiteres zu trauen. Er kann unter Umständen erst raffiniert und später wieder eingefärbt werden. Zuckeralternativen sind beispielsweise Agavendicksaft, Ahornsirup oder Stevia.

Brot

Die Grundzutaten von Brot und Brötchen, also Mehl, Wasser und Hefe, sind generell vegan. Bei einigen Brotsorten können allerdings Milch, Butter, Quark, Eier oder tierliche Fette in der Rezeptur enthalten sein. Außerdem können Backbleche und Backformen mit tierlichem Fett oder Wachs behandelt sein, auch wenn dies eher selten vorkommt.[4] In vielen Bio-Backwaren wird häufig Backferment verwendet, ein alternatives, auf Honigbasis entstandenes Mittel zur Lockerung des Teiges.

„Kann Spuren von Milchbestandteilen enthalten"

Auf vielen Produkten findet sich der Hinweis, dass Spuren von Eiern oder Milchprodukten enthalten sein können, obwohl sie laut Zutatenliste eigentlich vegan sind. Dies ist gesetzlich vorgeschrieben, da es sich dabei um allergieauslösende Stoffe handelt. Produkte, die den Verweis tragen, werden mit Maschinen hergestellt, in denen auch Nahrungsmittel mit tierlichen Inhaltsstoffen verarbeitet werden, so dass „Spuren" der tierlichen Zutaten nicht ausgeschlossen werden können. Die Veganer_innen, die ich kenne, handhaben den Umgang mit diesen Erzeugnissen unterschiedlich.

Getränke

Aus Wein, Essig, Säften sowie alkoholischen Getränken werden durch den Prozess der „Schönung" die Trübstoffe entfernt, um diese für den Konsumenten attraktiver zu machen. Wein kann mit Eiklar, Gelatine oder Hausenblase, der Schwimmblase eines Störfisches, geklärt werden. Dies gilt auch für verschiedene Biersorten. Laut einer Erklärung des Dachverbandes der Bierbrauer trifft dies aber auf kein in Deutschland gebrautes Bier zu.[5]

Wenig bekannt ist außerdem die Tatsache, dass viele Fruchtsäfte mit Hilfe von Gelatine „geschönt" werden.[6] Bei diesem Prozess bindet Gelatine alle gröberen Partikel in der Flüssigkeit, sinkt damit zu Boden und wird wieder entfernt. Das Resultat ist ein „klarer" Saft. Bei Direktsaft bleiben die Trübstoffe erhalten, daher ist ein solcher Prozess nicht üblich. Die Sicherheit, ob diese Produkte vegan sind, verschafft allerdings nur eine Produktanfrage beim Hersteller (*siehe Produktanfragen, S. 81*).

Tierversuche

Kosmetik-, Hygiene- und Haushaltsprodukte wurden und werden in Tierversuchen getestet. Dies gilt auch für viele chemische Zusatzstoffe, die in Computern, Klebstoffen, Farben und Kleidung stecken. Tierversuche für Kosmetika sind in Deutschland und der EU mittlerweile verboten, was Hersteller jedoch nicht daran hindert, ihre Produkte in anderen Ländern zu testen (*siehe Tierversuche, S. 33*). Auch für die bereits erwähnten E-Nummern schreibt der wissenschaftliche Lebensmittelausschuss der Europäischen Union toxikologische Studien mit Tierversuchen vor.[7] Da diese Stoffe in vielen Produkten des täglichen Lebens auftauchen, ist es leider kaum möglich sie vollständig zu meiden.

Positivlisten

Für Kosmetikprodukte gibt es Positivlisten, auf denen Hersteller verzeichnet sind, die für ihre Produkte keine Tierversuche durchführen bzw. durchführen lassen. Die Positivliste des *Deutschen Tierschutzbundes (DTB)* listet Hersteller, die keine Rohstoffe verarbeiten, die nach dem 1.1.1979 im Tierversuch getestet wurden. Leider finden sich auf der Liste nur wenige Hersteller, deren Produkte von den Inhaltsstoffen her generell vegan sind, denn laut den Richtlinien des *DTB* dürfen Rohstoffe von lebenden Tieren verwendet werden. Des Weiteren gibt es von *PeTA Deutschland* eine Liste mit Unternehmen, die der Tierrechtsorganisation vertraglich versicht haben für die Endprodukte keine Tierversuche durchzuführen.[8] Diese Richtlinien basieren auf dem *Humane Cosmetics Standard (HCS)* und dem *Humane Household Products Standard (HHPS)* – beide entwickelt von internationalen Tierschutzorganisationen. Hier legen die Firmen ein bestimmtes Datum fest, nachdem deren Produkte oder Inhaltsstoffe nicht mehr im Tierversuch getestet werden. Auch hier gilt: Der Standard bedeutet nicht automatisch, dass die Produkte vegan sind, es sei denn, sie sind vom Hersteller mit einem Vegan-Label versehen. (*Positivlisten siehe S. 89*)

Kleidung

Wenn du gerade erst vegan geworden bist, dann finden sich in deinem Schrank vielleicht einige Kleidungsstücke, die aus tierlichen Rohstoffen hergestellt wurden, zum Beispiel Lederschuhe, Ledergürtel, Wollpullover und Daunenjacken. Ich kenne viele Veganer_innen, die diese Produkte so lange wie möglich tragen, und erst danach zum veganen Pendant wechseln. Ich selbst wollte keine Tierhaut mehr an den Füßen tragen und habe meine Lederschuhe zur Altkleidersammlung gegeben. Aber das bleibt dir natürlich selbst überlassen. Mittlerweile gibt es jedenfalls viele Imitate und Alternativen, die den unveganen Produkten in nichts nachstehen, egal ob Schuhe, Gürtel oder Jacken etc. (*siehe Links am Ende des Kapitels*).

Wohnung

Auch in deiner Wohnung können sich Produkte aus Tieren verstecken – dein Sofa, Sessel und Stuhlbezüge könnten mit Leder bezogen sein, Bettdecken, Kissen und Schlafsäcke sind oftmals mit Daunen gefüllt. Im Bad und in der Küche stehen möglicherweise – wie bereits erwähnt – Reinigungs- oder Waschmittel und Kosmetikprodukte, die im Tierversuch getestet worden sind.

Dein Teppich kann Wolle enthalten, Vorhänge können aus

Seide sein, Pantoffeln aus Filz, Bürsten aus Tierhaaren und Kämme aus Horn. Auch für alle diese Gegenstände findest du vegane Alternativen.

Zigaretten und Tabak

Dass Rauchen ungesund ist, sollte nichts Neues sein. Dass für Tabakprodukte aber auch Tiere in Tierversuchen sterben, ist vielen Raucher_innen nicht bekannt. In einem belgischen Versuchslabor von *Phillip Morris* werden z. B. die gesundheitsschädlichen Effekte des Rauchs neuer Zigarettentypen getestet. Nach Angaben von Tierversuchsgegner_innen sterben in diesem Labor jährlich 4.000 bis 6.000 Tiere.[9] Darüber hinaus enthalten Zigaretten oft Abbrennhilfen, Feuchthaltemittel, Aromen und andere chemische Mittel, die tierlichen Ursprungs sein können.

Mit dem Rauchen schadest du also nicht nur dir selbst und deinen Mitmenschen, sondern auch Tieren.

Produktanfragen

Wenn du dir unsicher bist, ob ein Produkt vegan ist oder nicht, kannst du beim Hersteller direkt nachfragen. Über eine Produktanfrage (PA) lässt sich herausfinden, welche Stoffe im Produkt enthalten sind, obwohl sie vielleicht nicht auf der Zutatenliste auftauchen. Bevor du eine PA verfasst, kannst du dich im Internet umsehen, ob es vielleicht schon eine Anfrage zum betreffenden Produkt gibt. Hierzu kannst du am besten den Produktnamen und das Wort „vegan" in einer Suchmaschine suchen.

Da die Hersteller nicht die Rezepturen ihrer Produkte preisgeben wollen, solltest du einleitend formulieren, warum du an genauen Informationen zur Zutatenliste interessiert bist. Folgende Fragen könnten so oder so ähnlich in deiner PA auftauchen:

- Wurden bei der Produktion tierliche Inhaltsstoffe verwendet, die in solch geringen Mengen im Endprodukt enthalten sind, dass sie nicht deklariert werden müssen?
- Enthält das Produkt zusammengesetzte Zutaten (z. B. Aromen) und wenn ja, sind darin Stoffe tierlichen Ursprungs vorhanden?
- Enthält das Produkt synthetisierte Zutaten? Wenn ja, wurden diese aus tierlichen Stoffen synthetisiert?
- Wurden beim Herstellungsprozess Hilfsstoffe tierlicher Herkunft verwendet (z. B. Gelatine zur „Schönung")?
- Wurde für die Verpackung Kasein (im Klebstoff) verwendet?
- Wurde das Produkt im Tierversuch getestet?

Abschließend kannst du den Hersteller wissen lassen, dass du auch in Zukunft an veganen Produkten interessiert bist. So kann er dich auf dem Laufenden halten, falls neue Produkte geplant sind. Die Anfrage kannst du schriftlich oder per E-Mail stellen, und da viele Hersteller sehr am Kundendialog interessiert sind, solltest du auch eine Antwort erhalten.

Wer hätte das gedacht?

In der folgenden Liste findest du einige Produkte, Stoffe und Zutaten, bei denen der tierliche Ursprung leicht zu übersehen ist, weil wir damit schon unser Leben lang zu tun haben oder den Begriff noch nie gehört haben. Bei meiner Recherche habe ich beispielsweise erfahren, dass Gallseife, ein altes Hausmittel zur Reinigung von Textilien, immer noch aus Rindergalle gewonnen wird.

ALBUMEN, ALBUMIN – Eiweiß von Eiern
ANCHOVIS, SARDELLEN – kleine Fische
ANGORA, ANGORAWOLLE, MOHAIR – Wolle aus den

Haaren von Angorakaninchen oder Angoraziegen

ASPIK – Gallert aus Gelatine

BACKFERMENT – Teiglockerungsmittel, oft mit Honig

BORSTEN – Haare von Haus- und Wildschweinen, von Ziegen und anderen Säugetieren

DAUNEN – sehr weiche Vogelfedern

FEHHAARE – Haare aus den Fellen von Eichhörnchen

FILZ* – Textilie aus losen, nicht gesponnenen Tierhaaren oder Wollfasern

GALLSEIFE – Seife aus Rindergalle

GELATINE – Eiweiß; gewonnen aus tierlicher Haut und Knochen; oft als Geliermittel verwendet

GHEE* – besondere Form von Butterschmalz

INSULIN* – Hormon aus der Bauchspeicheldrüse von Schweinen und Rindern

KARAKUL – Pelz des Karakullammes

KARMIN (COCHENILLE) – Farbstoff aus Schildläusen

KAROTIN (BETA-KAROTIN)* – Farbstoff, der in vielen tierlichen und pflanzlichen Geweben vorkommt

KASCHMIR – aus der Wolle der Kaschmirziege

KASEIN – Milchprotein

KAVIAR (SIEHE ROGEN) – Eier verschiedener Störarten

KERATIN – Faserproteine aus Haaren, Schuppen, Federn, Hörnern, Hufen, Nägeln, Krallen

LAB – Enzymgemisch aus dem Magen junger Kälber; oft bei der Käseproduktion verwendet

LAKTOSE (MILCHZUCKER) – in Kuhmilch enthaltener Zucker

LANOLIN (WOLLWACHS) – fettiges Sekret aus den Talgdrüsen von Schafen

LOPI KUWAK (KATZENKAFFEE) – indonesische Kaffeesorte halbverdauter Bohnen, die von einer Schleichkatzenart gefressen und wieder ausgeschieden werden

MERINO – Wolle des Merinoschafes

MOHAIR (MOHÄR) – Haare der Angoraziege

MOLKE – Beiprodukt der Käseherstellung

ÖSTROGEN* – aus den Eierstöcken von Kühen und dem Urin von Stuten

PERLEN* – Fremdkörper aus Perlmutt, der in Molusken (Weichtieren) heranwächst.

PERLMUTT – aus Schalen von Muscheln

PROPOLIS – Bienenharz

ROGEN – Eier aus den Bäuchen geschlachteter weiblicher Fische

SCHELLACK – harzige Substanz, gewonnen aus Lackschildläusen

SCHMALZ – weiterverarbeitetes Schlachtfett aus den Fettgeweben von Schweinen, Gänsen und anderen Tieren

SCHWÄMME* – pflanzenartige Tiere, die am Meeresgrund leben

SEPIA – Farbstoff aus Tintenfischen

TALG – erhärtetes Rinder- und Schaffett

VITAMIN D3 – aus Wollwachs oder Fischen synthetisiertes Vitamin

WOLLE – Schafshaare

ZOBEL – Pelz eines Raubtiers aus der Gattung der Echten Marder

* Gibt es auch in einer veganen Form.

Essen gehen

Auswärts zu essen gestaltet sich, außer in Metropolen, leider für Veganer_innen immer noch relativ schwierig. Im Restaurant oder Imbiss zu erklären, was vegan bedeutet oder zu beschreiben, welche tierlichen Stoffe nicht im Essen enthalten sein sollten, kann kompliziert sein. Manchmal ist man sich danach nicht wirklich sicher, ob die Wünsche verstanden wurden und dann wirklich Sojamilch statt Kuhmilch im Kaffee oder aber das Chop Suey auch wirklich ohne Eier hergestellt ist. Vielleicht wurde auch die gleiche Pfanne oder das gleiche (unvegane) Frittieröl wie für die anderen Gerichte verwendet oder die besagten tierlichen Zutaten wurden einfach herausgefischt – das ungute Gefühl bleibt. Anders gestaltet sich dies natürlich in den veganen oder vegan-freundlichen Restaurants und Imbissen, in denen man mit gutem Gewissen bestellen kann.

Ein paar Hinweise, um sich kulinarisch zurechtzufinden:

- Oft ist es hilfreich, vorher im Internet zu recherchieren, ob es Erfahrungsberichte von anderen Veganer_innen zum Restaurant gibt, oder ob dazu etwas auf der Website des Restaurants vermerkt ist.
- Du kannst vorher beim Restaurant anrufen und fragen, ob Gericht XYZ auch vegan zubereitet werden kann bzw. welche Optionen es für Veganer_innen gibt.
- Bei internationaler Küche kann eine mögliche Sprachbarriere Schwierigkeiten bereiten. Dementsprechend erleichtern Sprachkenntnisse die Bestellung (*siehe Vegan International, S. 120*).

Bestimmte ethnische Essensvarianten sind von vorneherein besser für Veganer_innen geeignet, wie z. B. die asiatische oder arabische Küche. Aber Vorsicht: Bei vielen Gerichten wird nicht auf den ersten Blick klar, dass sie nicht vegan sein könnten. Also besser einmal zu viel nachfragen als einmal zu wenig.

Hier ein paar Tipps:

Frittiertes kann manchmal mit tierlichen Produkten zusammen im gleichen Öl zubereitet werden.

Arabisch:
Bei Falafeln kann die Sesamsoße mit Milchprodukten versetzt sein.

Chinesisch:
Einige Gerichte enthalten Eier, und es kommt vor, dass mit

Hühner- oder Rinderbrühe gekocht wird. Manchmal wird
Austernsauce verwendet.

Italienisch:
Klassischer Pizzateig ist eigentlich vegan, allerdings gibt es
auch Restaurants, die den Teig mit Milch, Ei oder Sahne zube-
reiten. Pizza ohne Käse ist aber meist problemlos zu bestellen.
In Italien nennt sich diese Art von Pizza „Marinara".

Indisch:
Viele Gerichte werden mit „Ghee" (Butterschmalz) zubereitet.
Außerdem werden oft Sahne und Joghurt verwendet.

Thailändisch:
Oft werden Gerichte mit Fischsauce zubereitet.

An die Töpfe, fertig, los!

Wenn du nicht darauf vertrauen willst, dass das Essen im Restaurant wirklich vegan ist, aber das Kochen bis jetzt eher nicht
zu deinen Talenten zählt, dann gibt es hier einige Hinweise zur
veganen Küche für Anfänger_innen. Denn vegan zu kochen ist
einfacher als du denkst. Es gibt jede Menge Gerichte, die auch
ganz ohne tierliche Zutaten gelingen. Zum Einen kannst du
in herkömmlichen Rezepten vieles durch pflanzliche Zutaten
ersetzen. Neben einer großen Palette von Produkten, wie Bur-
gern, Würstchen oder Schnitzel aus Tofu oder Seitan, die es
bereits verzehrfertig gewürzt im Bioladen oder gut sortierten
Supermarkt gibt, kannst du Tofu- und Seitanprodukte auch
selbst weiterverarbeiten und anstelle von Fleischprodukten
in deinen Rezepten verwenden. Statt Kuhmilch kannst du
Soja-, Reis-, Mandel-, Hafer- oder Hanfmilch wählen sowie
Sojajoghurt und Sojasahne anstelle von Joghurt beziehungs-
weise Sahne aus Kuhmilch verwenden. Eine Übersicht über
einige Basics der veganen Küche finden sich in *Kapitel 7*. Zum
Anderen gibt es aber auch bereits viele vegane Kochbücher
auf Deutsch und noch viele mehr auf Englisch, in denen du sicher eine Menge toller Ideen und Inspirationen für ganz neue
kulinarische Genüsse findest. Einige einfach zuzubereitende

und dennoch sehr leckere Rezepte, wie Spaghetti Grünker-nese, Rühr-Tofu, Seitan (Deluxe), Paella, Pfannkuchen oder Schokokuchen finden sich im *Anhang III*.

Heutzutage gibt es viele Alternativen, die es kinderleicht machen vegan zu leben. Das Meiste davon findest du im Bio-laden, aber auch in großen Supermärkten und Discountern solltest du fündig werden. In Asia-Läden gibt es viele impor-tierte Produkte wie Tofu, Tempeh und andere Sojaspeisen. In türkischen Supermärkten gibt es u. a. Fladenbrot, Hummus und Tahin. Auch auf Wochenmärkten sind neben regionalem Obst und Gemüse zahlreiche Stände mit veganen Produkten im Angebot zu finden. Falls du im Nirgendwo wohnst, oder vielleicht auch nur zu bequem bist, einkaufen zu gehen, kannst du dir von einem der vielen Online Shops (*siehe Links am Ende dieses Kapitels*), die häufig selbst von Veganer_innen betrieben werden, viele Leckereien direkt an die Haustür liefern lassen.

Vegan über den Wolken

Bei Flugreisen bieten fast alle Airlines auf Langstrecken-flügen vegane Gerichte an. Kurzstreckenflüge haben oft nur Standardmahlzeiten, wie unvegane Sandwiches. Für die Mahlzeiten gibt es so genannte Meal Codes, die du beim Buchen deines Fluges beachten solltest (*siehe Tabelle S. 88*). Es empfiehlt sich bereits vor dem Buchen eines Fluges die Info einzuholen, ob vegane Gerichte angeboten werden. Bei größeren Airlines ist dies meist ohne Probleme möglich. Nach Angaben der *Lufthansa* ist die Nachfrage nach vegetarischen und veganen Gerichten zwar steigend, macht aber trotzdem bisher nur 1 % aller Mahlzeiten aus.[10]

Allerdings ist der Code VGML noch kein Garant für ein wirklich veganes Gericht. Oft genug finden sich Kekse, Mar-garine oder Desserts auf dem Tablett, die tierliche Produkte enthalten. Ein Blick auf die (hoffentlich englische) Zutaten-liste ist zu empfehlen.

Beim Check-In solltest du dir nochmals den Essenswunsch

Vegan	VGML	Vegetarian Vegan Meal	Vegan!
	RVML	Vegetarian Raw Meal	Frisches Obst und Gemüse. Säfte
	FPML	Fruit Platter Meal	Frisches Obst
	VJML	Vegetarian Jain Meal	Jainistisch. Ohne Wurzelgemüse (Keine Zwiebeln, Pilze, Ingwer, Knoblauch, Kartoffeln, Möhren, Rettiche, etc)
Vegetarisch	VLML	Vegetarian Lacto-ovo Meal	Vegetarisches Gericht
	AVML	Vegetarian Hindu Meal	Würzig/Aromatisches, indisches vegetarisches Gericht
	VOML	Vegetarian Oriental Meal	Chinesisch/ Orientalisches vegetarisches Gericht

(Aufgeführt sind hier zur Unterscheidung auch die vegetarischen Meal Codes.)

bestätigen lassen. Vorsicht: Einige Airlines erfordern, dass ein Special Meal bis zu 48 Stunden vorher bestätigt wird. Hilfreich ist es auch, den Flugbegleiter_innen vor dem Servieren des Essens mitzuteilen, dass du ein Special Meal erwartest, welches üblicherweise vor den anderen Gerichten ausgegeben wird.

Um böse Überraschungen und einen knurrenden Magen zu vermeiden, kannst du dich auf den Worst Case vorbereiten und Snacks im Handgepäck mitnehmen. Empfehlen kann ich dazu: Äpfel und Möhren (oder anderes, gut zu transportierendes Obst und Gemüse), geröstete Erdnüsse, Müsliriegel, Studentenfutter, Kekse und anderes Gebäck.

Literatur

Kochbücher

- Marc Pierschel et al. – Vegan lecker lecker!
- Kim Wonderland – Vegan Wondercakes
- Isa Moskowitz, Terry Romero – Veganomicon
- Mike and Isy – Another Dinner Is Possible

Links

Rezepte
www.rezeptefuchs.de
www.veganwelt.de
www.veganguerilla.de
www.culinaria-vegan.de
www.laubfresser.de
www.tierrechtskochbuch.de

Online Shops
www.rootsofcompassion.org
www.vegan-wonderland.de
www.vegan-total.de
www.vega-trend.de
www.alles-vegetarisch.de
www.veganladen.de
www.radixversand.de

Positivlisten
www.tierschutzbund.de/kosmetik-positivliste.html
www.peta.de/kosmetik

Verschiedenes
www.veganguide.org
www.veganbackpacker.com
www.happycow.net

Kapitel 6

Vegan im Alltag

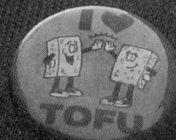

Essen hat in unserer Kultur neben der Nahrungsaufnahme auch eine soziale Bedeutung. Häufig dienen Mahlzeiten der Kommunikation – zusammen mit Freunden, Kollegen oder der Familie werden soziale Beziehungen gepflegt und durch den Akt des Essens Werte, Vorstellungen und Ästhetik vermittelt.

Egal ob in der Schule, Mensa, bei der Arbeit oder zu Hause – als Veganer_in findest du dich schnell in Situationen wieder, in denen dir allerlei Fragen zu deiner Lebensweise gestellt werden. Gerade die ethische Motivation, die einem veganen Lebensstil zu Grunde liegt, kann emotionale Reaktionen bei anderen Menschen hervorrufen.

Um in solchen Momenten zu wissen, dass du nicht alleine bist, gibt es in diesem Kapitel Erfahrungsberichte von Veganer_innen in verschiedenen alltäglichen Situationen wie Familienfeiern, Wohnen mit deinen Eltern, im Berufsleben, etc. Vielleicht sind auch ein paar nützliche Tipps für dich dabei. In *Kapitel 8* findest du passend zum Thema auch Antworten auf einige Fragen die Veganer_innen des Öfteren zu hören bekommen.

Essen mit Nicht-Veganer_innen

„Die meisten Fleischesser, die ich kenne, essen oft sehr einseitig. Immer wenn ich etwas Neues mitbringe, kommt es so gut an, dass ich direkt nach dem Rezept gefragt werde. Ich finde das klasse, weil ja leckeres Essen eine prima Botschaft für Veganismus ist. Das zeigt wie vielfältig ich mich pflanzlich ernähren kann – von wegen, da kann man ja gar nichts mehr essen!"
(Anne, 22)

„Kommentare wie ‚Das schmeckt aber nicht so wie richtiges Fleisch!' höre ich öfter. Natürlich schmecken Seitanschnitzel anders als Fleischschnitzel, aber deswegen sind sie ja nicht schlechter. Es schmeckt anders, aber mir schmeckt's und ich kann es mit gutem Gewissen genießen."
(Felix, 19)

„Wenn wer beim Essen rumstichelt, dann versuche ich mich nicht aus der Ruhe bringen zu lassen. Wenn ich meinen Gesprächspartner anschreie und wütend werde, dann werde ich direkt als Freak abgestempelt. Natürlich lasse ich mir aber auch keine unhöflichen Kommentare gefallen. Solange man meine Einstellung respektiert, verhalte ich mich auch respektvoll. Aber wenn es mir zu bunt wird, oder ich keine Lust habe, gewisse Dinge zu diskutieren, dann sage ich das auch. Gerade beim Essen kommen oft die gleichen Fragen. Darauf kann man ja auch danach antworten."

(Simon, 24)

„In der ersten Zeit, die ich vegan war, fand ich es richtig schwer, mit Leuten zusammen zu essen, die Fleisch essen. Ich war total sensibel, hatte die Bilder von geschredderten Küken im Kopf, wenn mein Gegenüber in ein Ei gebissen hat. Die Zeit war für alle nicht leicht. Mittlerweile habe ich gelernt damit umzugehen, in einer zum größten Teil nicht veganen Welt zu leben. Meine Familie und meine Freunde essen ja nicht aus Boshaftigkeit Tierprodukte. Es ist ein Prozess, sich für die Hintergründe zu öffnen. Ich mag die Arroganz von einigen Veganern nicht, die meinen, sie seien jetzt ‚bessere Menschen'. Ich bin froh über jeden, der versucht auf die ein oder andere Weise achtsamer mit seiner Umwelt umzugehen."

(Liz, 20)

„Da ich als Veganerin ja leider immer noch in der Minderheit bin, fühle ich mich manchmal schon wie eine Außenseiterin, gerade beim Argumentieren mit anderen. Aber mittlerweile hab ich schon ein dickes Fell entwickelt gegen blöde Kommentare. Die meisten Menschen wissen gar nicht, was sich hinter Milch oder Eiern verbirgt. Wenn ich davon erzähle, dann wollen die es meist gar nicht wahrhaben oder versuchen sich zu rechtfertigen. So Reaktionen wie ‚Ich ess' ja auch kaum Eier' oder so hört man öfter. Ist ja auch schon mal gut. Aber dann sollen sie mich bitte auch gar keine Eier essen lassen, weil ich das Leiden der Tiere ganz und nicht nur ‚hin und wieder mal ein bisschen' ablehne."

(Christine, 19)

„Es hilft mir, mir ins Gedächtnis zu rufen, dass ich auch mal Tierprodukte gegessen habe und das für mich vollkommen normal war. Wenn ich mich in die Position meines Gegenüber versetze, fällt es mir leichter ruhig und gelassen zu bleiben."

(Tanja, 29)

Familienfeiern und andere festliche Anlässe

Familienfeiern sind Tradition und Ritual zugleich – dabei steht oft Essen als zentrales Element im Mittelpunkt. Als Veganer_in solltest du dich darauf einstellen, dass am Tisch deine Essgewohnheiten diskutiert werden.

„Bei den zahlreichen Festessen mit meiner Familie habe ich gemerkt, dass die Mahlzeit selbst ein ungünstiger Zeitpunkt für jegliche Form von Diskussion über meine Ernährung ist. Wenn mir Fragen zu meiner Ernährungsweise gestellt werden und ich erläutere, warum ich vegan lebe, fühlen sich einige meiner Familienmitglieder durch meine Ablehnung von tierischen Produkten in ihrer eigenen Ernährungsweise kritisiert. Sie versuchen dann den Konsum von tierischen Produkten zu rechtfertigen oder meine Gründe zu widerlegen. Sowas führt dann oftmals zu Konversationen über die Hintergründe von Tierausbeutung, was allen schnell den Appetit verderben kann. Und obwohl ich ja auch eigentlich nicht will, dass meine Familienmitglieder Tiere essen, ist eine solche Situation leider kein guter Ausgangspunkt um andere für meine Lebensweise zu begeistern. Im schlimmsten Fall hat eine solche Situation schon dazu geführt, dass entweder ich oder ein Mitglied meiner Familie enttäuscht und verärgert den Tisch verlassen haben.

Wenn also eine Frage auftaucht wie ‚Warum bist du eigentlich vegan?', dann erwähne ich, dass jetzt kein guter Zeitpunkt sei darüber zu diskutieren, ich aber gerne bereit bin mit ihnen nach dem Essen darüber zu reden. Diese Antwort stößt meist auf positive Resonanz."

(Thorsten, 23)

„Oft kommt es mir so vor, als wäre ich die einzige Person, die auf dem Tisch ein totes Tier liegen sieht und sich vorstellt, wie es für meine Familie sein Leben lassen musste. Das ist oft sehr frustrierend. Gerade weil ich gerne möchte, dass die Menschen, die mir am nächsten stehen, meine Einstellung teilen. Wenn es sich vermeiden lässt, dann mache ich das Festtagsessen nicht mehr mit, und koche mir was Eigenes."

(Christian, 30)

„Wir machen immer ein Buffet. Jeder nimmt sich, was er will und alle sind zufrieden."

(David, 25)

„Meine Familie steht meiner Ernährungsweise zum Glück sehr verständnisvoll gegenüber. In der Vergangenheit habe ich immer meine eigenen Gerichte zu Weihnachten gekocht, die kamen dann aber so gut an, dass am Ende immer zu wenig davon da war. Letztes Jahr zu Weihnachten gab es bei uns ein komplett veganes Menü. Das hat aber schon einiges an Überzeugungsarbeit gekostet. Aber im Endeffekt waren meine Eltern sehr dankbar, dass ich fast die Hälfte der Gerichte zubereitet hab, doch die vegane *Ente à l'Orange* war auch wirklich megalecker!"

(Christine, 19)

Eltern

Wenn du noch bei deinen Eltern wohnst und dich dafür entscheidest, vegan zu leben, dann hast du es möglicherweise nicht so einfach, denn Eltern haben sich meist vorher nie mit der Thematik auseinandergesetzt. Umso besser, wenn dich deine Eltern bei deiner Entscheidung unterstützen. Aber oft ist es leider nicht so leicht, seine Eltern vom Veganismus zu überzeugen. Doch bei vielen ändert sich die Haltung auch mit der Zeit wie die folgenden Erfahrungsberichte von Veganer_innen zeigen.

„Als ich meinen Eltern gesagt habe, dass ich ab jetzt vegan leben will, waren sie zunächst besorgt, weil sie dachten, dass ich dann sicher Mangelerscheinungen bekommen würde. Als ich ihnen dann erklärt habe, wie die Zustände sind, in denen Tiere in der Massentierhaltung leben, und dass selbst für Eier und Milch noch Tiere sterben müssen, hatten sie zumindest mehr Verständnis für meine Entscheidung. Aber erst als ich Bücher zu veganer Ernährung gelesen hatte und meine Eltern genau erklären konnte, woher ich als Veganer meine Nährstoffe bekomme, waren Sie endlich beruhigt."

(Tobias, 16)

„Bei mir war die Umstellung so gut wie kein Problem. Ich denke, es kommt auf die Diskussionskultur in der Familie an. Wir gehen liebevoll miteinander um und hören einander zu. Das macht vieles leichter. Meine Schwester ist damals mit mir vegan geworden und meine Mutter ernährt sich mittlerweile vegetarisch. Vegan zu sein wäre für sie ein viel größerer Schritt als für mich, weil sie ein ganz anderes Umfeld hat."

(Anne, 22)

„Meine Mutter war leider gar nicht begeistert von meiner Entscheidung [vegan zu leben], weil sie es schon schwierig genug fand, mich als Vegetarier zu bekochen. Aber dank veganer Rezepte aus dem Internet und *YouTube*-Kochvideos konnte ich ihr beim Kochen helfen. Jetzt haben wir uns darauf geeinigt, dass ich einmal pro Woche für alle koche. Im Gegenzug bereitet sie immer auch eine vegane Option an den restlichen Tagen zu, so dass ich nicht nur die Beilagen essen muss!"

(Jennifer, 15)

„Mein Vater hat gesagt, ‚das ist doch wieder so eine Phase‘, und war ziemlich gegen Veganismus. Aber seitdem ich mich noch mehr mit dem Thema beschäftigt habe und meinen Eltern Undercover-Videos von (der Tierrechtsorganisation) *PeTA* aus der Massentierhaltung im Internet gezeigt habe, respektieren sie meine Einstellung zumindest – auch wenn sie davon immer noch nicht überzeugt sind. Das ist immerhin ein Anfang, finde ich.“

(Linus, 14)

„Zuerst haben mir meine Eltern einen Kompromiss angeboten. Ich sollte weniger tierische Produkte essen, das wäre ja auch okay. Aber darauf wollte ich mich nicht einlassen und war auch ziemlich wütend. Das wollten sie aber nicht einsehen. Mittlerweile haben sie sich daran gewöhnt, dass ich nichts Tierisches mehr esse. Ist zwar mittags bei uns immer noch etwas kompliziert, aber meine Mutter habe ich mittlerweile schon fast auf meiner Seite!“

(Michael, 17)

„Als ich vegan wurde, habe ich noch bei meinen Eltern gewohnt. Als ich ihnen davon zum ersten Mal erzählt habe, waren sie irgendwie gekränkt, weil sie ihre Ernährungsform für richtig hielten und mich auch so von Geburt ernährt hatten. Das konnte ich schon nachvollziehen. Ich habe ihnen dann versucht zu erklären, dass sie meine Entscheidung nicht persönlich nehmen sollen.“

(Dirk, 23)

Schule und Beruf

Auch in der Schule oder im Berufsleben wirst du verschiedene Situationen meistern müssen, die deine vegane Lebensweise betreffen. Bereits das gemeinsame Mittagessen mit Kollegen kann knifflig sein, denn was du isst (oder nicht isst) wird dabei schnell zum Thema. Im Folgenden finden sich einige

Erfahrungsberichte von Veganer_innen, die zeigen, dass es mit etwas Glück und ein paar Tipps gar nicht so schwer ist, sich auch hier zurechtzufinden.

„In der Schule musste ich mir am Anfang eine Menge blöder Kommentare anhören, wie: ‚Na, wie wär's mit einem Stück Fleisch!?'. Am Anfang habe ich mich darüber aufgeregt, aber mittlerweile ignoriere ich so was, weil ich keine Lust habe, mich ärgern zu lassen, dann wird denen schnell langweilig. Meine Freunde unterstützen mich auch sehr."

(Ben, 15)

„Meine Biologielehrerin stand dem Thema überraschenderweise sehr offen gegenüber. Ich durfte einen Film zur Massentierhaltung mitbringen, den wir dann geschaut und darüber diskutiert haben. Meine Mitschüler finden ganz vegan zu werden zwar immer noch krass, aber mich hänselt keiner mehr."

(Tobias, 16)

„Wenn ich mit meinen Kollegen essen gehe, dann stelle ich vorher sicher, dass es vegane Optionen gibt, entweder online oder indem ich mich telefonisch erkundige. Das gilt auch für Betriebsfeiern, denn ich habe ja keine Lust mich nur mit den Beilagen zu begnügen oder mein eigenes Essen mitzubringen. Inzwischen wissen eigentlich alle über meine Ernährungsweise Bescheid. Aber gerade am Anfang war es kompliziert im Restaurant etwas Veganes zu bestellen und dann auch noch den anwesenden Kollegen zu erklären, wieso, weshalb und warum ich vegan lebe! Ich glaube diese Erfahrung lässt sich am Anfang kaum vermeiden. Es sei denn, man spricht das Thema vorher schon mal an. Jedenfalls sind mittlerweile meine Kollegen und ich sehr viel entspannter, weil sie wissen, dass ich mit dem Essen zufrieden bin."

(Mike, 34)

„In unserem Betrieb gab es einen Kollegen, der mich permanent aufgezogen hat. Wenn ich mein Mittagessen ausgepackt habe, hat er mir zu verstehen gegeben, dass er meine „Fleischimitate" eklig findet. Bei der Betriebsfeier hat er aufgezählt, welche Tiere er auf seinem Teller hat. Das war wirklich eine anstrengende Situation. Ich habe ihn zwar freundlich darauf hingewiesen, dass seine Bemerkungen mir gegenüber respektlos sind, aber er hat sich nur über mich lustig gemacht. Ich habe nach einem halben Jahr die Abteilung gewechselt, weil mir ein gutes Arbeitklima wichtig ist. Jetzt geht es mir viel besser."

(Simon, 24)

„Bereits als ich Vegetarier wurde, musste ich mir allerhand Witze gefallen lassen. Zum Glück war ich aber nicht der einzige Vegetarier. Der beste Weg damit umzugehen war, mich nicht darüber aufzuregen, sondern die Witze zu ignorieren. Irgendwann hatten die Kollegen das Interesse daran verloren."

(Adam, 43)

„Als ich meinen jetzigen Job begonnen habe, habe ich direkt am ersten Tag erklärt, dass ich Veganer bin. Ich glaube, dass war die richtige Entscheidung, denn das hat sofort das Eis gebrochen und alle wussten, woran sie bei mir waren. In meinem alten Job, war mein Arbeitsumfeld leider nicht so offen. Es hat auch alles viel mit Sympathie zu tun."

(Tanja, 29)

„Bei meinem letzten Job vermied ich zu erwähnen, dass ich mich vegan ernähre, denn leider konnte ich von meinen Kolleginnen, deren Männer beruflich mit Tierhaltung zu tun hatten, wenig Verständnis erwarten. Daher habe ich stets erwähnt, dass ich versuche mich gesund zu ernähren, wenn das Thema aufkam, oder wenn sie sahen, was ich aß. Mit der Einstellung hatte ich erstaunlicherweise viel Zuspruch, weil mir dann alle bestätigten, dass sie ja auch versuchen, sich gesünder zu ernähren."

(Anna, 39)

„Bei uns im Büro war ich anfangs als Veganer etwas isoliert, natürlich besonders während der Mahlzeiten. Aber als ich dann hin und wieder mal vegane Snacks wie Cupcakes mitgebracht habe, hat sich das relativ schnell geändert. Einige haben sogar nach dem Rezept gefragt."

(David, 25)

Warum bist du eigentlich vegan?

Vielleicht hat dir schon mal jemand diese Frage gestellt. Wenn ja, dann weißt du sicher, dass es im ersten Moment gar nicht so einfach ist, deine Überzeugung auf den Punkt zu bringen. Vor allem in einer Form, mit der du von deinem Gegenüber ein zustimmendes Kopfnicken erwartest, anstatt eines großen Fragezeichens. Bei konfrontativen Fragen solltest du zunächst die Ruhe bewahren, denn einen Streit zu beginnen, bringt euch beide meist nicht weiter. Möglicherweise kam die Frage nur provokant bei dir an, und die Person möchte wirklich wissen, warum du vegan lebst.

Überlege dir am besten vorher schon, was dein persönlicher Beweggrund ist. Meine Antwort auf die Frage lautet ‚Weil ich nicht möchte, dass zu meinen Zwecken Tiere ausgebeutet oder umgebracht werden'. Dies führt dann häufig zu Fragen wie du sie in *Kapitel 8* findest.

Eine gute Basis ist auch deine persönliche Vegan-Geschichte. Damit versetzt sich dein_e Gesprächspartner_in in deine Position und kann so vielleicht deine Entscheidungen leichter nachvollziehen. Das ist oft wirkungsvoller, als die genauesten Zahlen und Statistiken.

Weniger ist mehr. Sicherlich möchtest du deine Infos zum Thema vermitteln, allerdings kann zuviel des Guten eher überwältigend sein. Gerade bei Fakten über Tierausbeutung solltest du im Hinterkopf behalten, dass dein Gegenüber diese Infos vielleicht zum ersten Mal hört. Achte auf die Körpersprache und wenn du meinst, dein Gesprächspartner hat genug, dann kannst du das Gespräch ein anderes Mal fortsetzen oder das Thema wechseln.

Wahrscheinlich wird dein Gegenüber nicht sofort von deinen Ansichten überzeugt sein. Das geht ja auch nicht so schnell. Versuche nicht zu „predigen" oder deinen Gesprächspartner zu drängen. Wenn du versuchst, deinem Gegenüber ein schlechtes Gewissen einzureden und ihm die Schuld an der Tierausbeutung gibst, dann wirst du wenig erreichen. Wenn sich eine Person nicht aus eigenen Motiven dafür entscheidet, vegan zu leben, dann wird sie es nicht für lange Zeit tun.

Psychologie des Veganismus

Unsere Ernährung zählt zu den grundlegenden Elementen unseres Lebens. Seit unserer Geburt lernen wir verschiedene Formen von Lebensmitteln kennen, und wir bilden unsere eigenen Vorlieben, unsere Lieblingsmahlzeiten und -getränke. Daher ist eine Veränderung der Ernährungsweise – oder wie beim Veganismus ein Wechsel der gesamten Lebensweise – ein wesentlicher Einschnitt im Leben eines Menschen. Doch wie läuft dieser Entscheidungsprozess ab, der zu einer ethisch motivierten, veganen Lebensweise führt?

Barbara McDonald, eine US-amerikanische Sozialwissenschaftlerin, hat sich 2000 in einem Artikel mit den Hintergründen für eine vegane Lebensweise beschäftigt und dabei die Theorie des Transformativen Lernens herangezogen.[1] Der Begriff „Transformatives Lernen" wurde vom US-amerikanischen Bildungswissenschaftler Jack Mezirow geprägt, und beschreibt einen Prozess, bei dem eine tiefgreifende Erfahrung zu einer strukturellen Veränderung in den grundlegenden Bereichen des Denkens, Fühlens und Handelns führt.[2] Eine wesentliche Voraussetzung für transformatives Lernen ist die

Fähigkeit, eigene und fremde Werte, Handlungen, Annahmen und Überzeugungen kritisch zu reflektieren. Der Vorgang kann in drei Phasen eingeteilt werden: Identifizierung, Differenzierung und Integration.

Doch wie genau lässt sich diese Theorie auf die Entscheidung für eine vegane Lebensweise anwenden?

Der Schritt zu einem ethisch motivierten Veganismus setzt zunächst eine tiefgreifende Erfahrung voraus. Grafische Darstellungen von Tierausbeutung wie Filme oder Fotos sind häufig die wesentlichen Denkanstöße. Aber auch direkte Erfahrungen mit Tierausbeutung, schriftliche Schilderungen oder sogar einfach direkte Begegnungen mit Tieren können eine solche Erfahrung auslösen. Darauf folgt eine kritische Selbstreflektion der eigenen Denk-, Lebens- und Verhaltensweisen.

Der Prozess von der ersten Phase des Identifizierens zur Differenzierungsphase wird auch als moralisches Dilemma[3] beschrieben und kann plötzlich vollzogen werden oder über mehrere Jahre andauern. Entweder resultiert daraus eine Handlung, wie die Ablehnung von tierlichen Produkten, oder es erfolgt eine nähere Beschäftigung mit den Hintergründen der Tierausbeutung.

Folgt darauf keine Handlung, wird die Erfahrung unterdrückt. Dabei kann das moralische Dilemma auch so lange bestehen bleiben, bis durch weitere Erfahrungen oder Informationen die Phase der Differenzierung abgeschlossen wird. Gerade in dem gesellschaftlich gegensätzlichen Status von „Haus-" und „Nutztieren" manifestiert sich dieser Widerspruch. Oft fehlt das Bewusstsein zwischen der Behandlung von Tieren, mit denen Menschen zusammenleben und denen, die sie essen oder ausbeuten. Gary Francione nennt dieses Unterdrücken eines moralischen Bewusstseins „moralische Schizophrenie."[4] McDonald bezeichnet dieses Verhalten als eine „Aufteilung von Mitgefühl."[5] Viele scheinen mit dieser Sichtweise leben zu können.

Menschen, die sich bereits vegetarisch ernähren, fällt der

Übergang zu der Differenzierungsphase leichter, da sie zum einen bereits eine gewisse Sensibilisierung für die Thematik erfahren haben und zum anderen die sozialen Folgen nicht so erheblich sind wie für Omnivoren. Denn das Ablehnen von kulturellen Normen und die daraus resultierenden Probleme für zwischenmenschliche Beziehungen, Angst vor Veränderung und Ausgrenzung, das tägliche Auseinandersetzen mit dem gesellschaftlichen Speziesismus sowie unzureichende Informationen über die Ernährungsform sind potenzielle Gründe, die Erfahrung zu unterdrücken.

Auf die Phase der Differenzierung folgt schließlich die Integration der neu erfahrenen Werte in die eigene Lebensweise. „Eine der dramatischsten Handlungen, die ein Individuum vornehmen kann, ist eine erhebliche Veränderung der Ernährungsweise", hält McDonald in ihrer Studie fest.[6]

Kapitel 7

Soja, Seitan und Co.

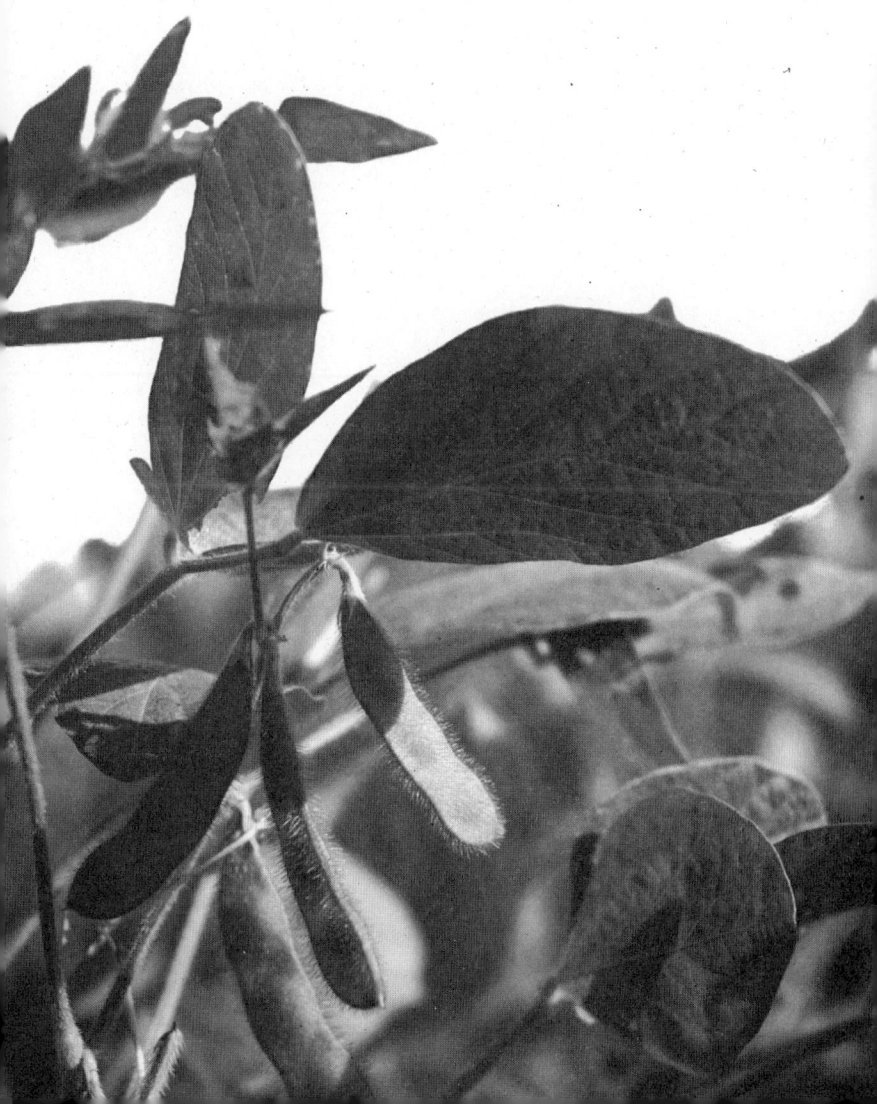

Die Sojabohne ist quasi das Salz der veganen Suppe, denn dank ihrer Vielfältigkeit ist sie mit Sicherheit in jeder veganen Küche zu finden. Sojabohnen bestehen im Durchschnitt aus 40 % Protein, 20 % Öl, 35 % Kohlenhydraten und 5 % Mineralstoffen.[1] Im Vergleich zu Mais oder Weizen haben die Wurzeln der Sojabohne bei der Kultivierung einen entscheidenden Vorteil, denn sie benötigen keinen stickstoffhaltigen Dünger. Durch eine Symbiose mit Knöllchenbakterien wird der Stickstoff aus der Luft so gebunden, dass die Wurzeln ihn aufnehmen können. Dadurch verbessert sich die Bodenfruchtbarkeit.

Das Ursprungsland der Sojapflanze ist China, wo sie bereits vor 5.000 Jahren als Kulturpflanze angebaut wurde.[2] Dort gilt sie auch heute noch als eine der wichtigsten Nahrungsmittelpflanzen, verbreitete sich aber erst sehr spät über China hinaus. So wurde sie vor 2.000 Jahren erstmals in Japan angebaut, vor ca. 300 Jahren in Europa und vor 250 Jahren in den USA. Jedoch hielt sich der Anbau außerhalb Chinas in Grenzen, bis nach dem 2. Weltkrieg Soja in Nordamerika industriellen Nutzen fand, allerdings nicht primär als Nahrungsmittel. So stellte der Automobilhersteller *Ford* Kunststoff für PKW-Zubehörteile aus Soja her. Dank der nur 15-wöchigen Wachstumsperiode von der Aussaat bis zur Ernte sowie der Möglichkeit die Bohnen komplett mechanisch zu ernten, wuchs die Beliebtheit von Soja.

Sojamehl fällt als Nebenprodukt bei der Ölgewinnung an und wird aufgrund des hohen Eiweißgehaltes[3] als Futtermittel für die Massentierhaltung verwendet. 85 % der weltweiten Sojaernte wird heutzutage an Tiere verfüttert.[4] Die Schattenseite des Sojabooms sind die Soja-Monokulturen, für die in Argentinien und Brasilien noch immer große Flächen des Regenwaldes gerodet werden. In den letzten 40 Jahren hat sich die Anbaufläche von Soja vervierfacht.[5]

Die meisten Hersteller von Bio-Sojaprodukten in Deutschland nutzen jedoch hauptsächlich in Europa angebaute Sojabohnen.[6] *Taifun* verwendet sogar bis zu 50 % am Oberrhein angebaute Sojabohnen und berücksichtigt bei zugekauften

Bohnen ökologische und soziale Standards.[7]

In Nazi-Deutschland sollte Soja die „Eiweißlücke" schließen, die aufgrund der Autarkiebestrebungen Deutschlands drohte. Der führende Wissenschaftler auf dem Gebiet der Soja-Züchtung, Prof. Wilhelm Riede, hielt dazu fest: „In der großen Zeit des deutschen Freiheitskampfes wird die (sic) Soja zur deutschen Nutzpflanze werden."[8] Der asiatisch klingende Name sollten bei den Neuzüchtungen durch „Deutsche Ölbohne" ersetzt werden. Die neue Bezeichnung setzte sich aber nicht durch. 1943 wurde der Name „Fleischbohne" vorgeschlagen, der dem Eiweißgehalt gerecht werden sollte.[9] Die Einführung von „Nazi-Soja" scheiterte letztendlich, da es Wissenschaftlern damals nicht gelang, ertragreiche Sorten heranzuzüchten, die den klimatischen Bedingungen gewachsen waren.

Sojabohnen haben komplette Proteine mit genügend Anteilen aller wichtigen Aminosäuren und sind durch ihren hohen Gehalt an löslichen Ballaststoffen besonders gut verdaulich. Außerdem hat Soja einen hohen Vitamin B-Anteil (B1, B2 und B6) und ist eine gute Quelle für Vitamin E (1500 µg), Kalzium (200 mg), Phosphor (550 mg) und Eisen (6600 µg). In Sojaöl findet sich ein hoher Anteil an mehrfach ungesättigten Fettsäuren.[10]

Zudem sind Sojabohnen reich an Isoflavonen, d. h. an sekundären Pflanzenstoffen, die aufgrund ihrer hormonähnlichen Wirkung auch Phytoöstrogene genannt werden. Seit einiger Zeit wird diskutiert, ob ein überhöhter Sojakonsum hinsichtlich dieser Stoffe ungewollte Auswirkungen auf den menschlichen Körper haben könnte. Dabei geht es im Wesentlichen um die Frage, ob zu viel Soja die Fruchtbarkeit beeinträchtigen kann. So wird beispielsweise Frauen mit Kinderwunsch prophylaktisch geraten, während ihrer fruchtbaren Tage auf Sojaprodukte zu verzichten.[11] Die Vermutung, dass ein erhöhter Sojakonsum bei Männern die Spermienanzahl verringere, konnte bisher nicht bestätigt werden.[12]

Andererseits werden Genestein und andere Isoflavone mit positiven Effekten in Verbindung gebracht. In ostasiatischen

Ländern, in denen viel Soja konsumiert wird, wurden Studien durchgeführt, die einen Zusammenhang zwischen den Isoflavonen Genestein und Daidzein und einem geringeren Auftreten von Gefäßkrankheiten nahe legen. Auch ein geringeres Auftreten von Darm- und Krebserkrankungen, wie beispielsweise Brustkrebs, wird mit einem täglichen Phytoöstrogen-Konsum assoziiert.[13] Zusammenfassend ist festzuhalten, dass Studien bezüglich der Wirkung von Sojaprodukten noch wenig aussagekräftig sind.

Bei Säuglingen sollte die Aufnahme von Babynahrung auf Sojabasis begrenzt werden, da sie aufgrund ihres geringen Körpergewichts schnell eine erhöhte Isoflavonkonzentration im Blut aufweisen. Allerdings ist bezüglich der Auswirkungen weitere Forschung notwendig.[14] Dr. Gill Langley weist in ihrem Buch *Vegane Ernährung* darauf hin, dass Sojamilch für Säuglinge nicht geeignet ist, da ihr Nährstoffgehalt eher auf Erwachsene abgestimmt ist.[15]

In der veganen Küche findest du viele Lebensmittel auf Sojabasis, hier die wichtigsten im Überblick:

Sojacreme

Sojacreme wird häufig für Süßspeisen oder in Suppen und Soßen genutzt. Sie ist eine Art Sahne, die allerdings meist nicht aufschlagbar ist. Die Hauptbestandteile sind Öl und Sojamilch.

Sojasahne

Ein veganes Pendant zu Sahne aus Kuhmilch ist Sahne aus Pflanzenmilch. Die deutsche Firma *Viana* fand 2005 mit *Soyatoo* den letzten heiligen Gral der veganen „Ersatzprodukte". Vorher gab es ein Produkt aus Israel, welches aber nur schwer erhältlich war und tiefgefroren werden musste. *Soyatoo* ist direkt und ohne Sahnesteif aufschlagbar und seitdem nicht mehr aus der veganen Tortenwelt wegzudenken. Mittlerweile gibt es *Soyatoo* auch auf Reismilchbasis und – leider nicht wirklich nachhaltig – in der Sprühdose.

Pflanzenmilch

Soja-, Getreide- oder Nussmilch sind Alternativen zu Kuhmilch und mittlerweile relativ einfach zu beziehen. Allerdings tragen diese Produkte die Bezeichnung „Drink", da eine EU-Verordnung besagt, dass der Begriff „Milch" „ausschließlich dem durch ein- oder mehrmaliges Melken gewonnenen Erzeugnis der normalen Eutersekretion, ohne jeglichen Zusatz oder Entzug, vorbehalten ist."[16] Sojamilch hat ihren Ursprung in China. Der älteste schriftliche Hinweis ist in dem Gedicht „Ode an Tofu" von Su Ping aus dem Jahr 1.500 n. Chr. zu finden. Jedoch belegen Wandbilder, dass Sojamilch bereits 25–220 v. Chr. bekannt war. Sojamilch wird durch Einweichen und Pürieren von getrockneten Sojabohnen hergestellt. Danach wird das Püree in kochendes Wasser gegeben und für etwa 20 Minuten gekocht. Die Mischung wird gefiltert und abgekühlt. Sojamilch, Reis-, Hafer- oder Nussmilch, lassen sich auch mit speziellen Automaten herstellen, die im Fachhandel erhältlich sind.

Soja-Fleisch/Schnitzel/Steaks/Medaillons/Chunks etc.

Texturiertes Soja bzw. TVP (Textured-Vegetable-Protein) wird aus entfettetem Sojamehl hergestellt. Es besteht aus 50 % Eiweiß, 1 % Fett, 32 % Kohlenhydraten, 3 % Zellulose, 6 % Mineralstoffen und 8 % Wasser[17] und besitzt eine faserige, fleischähnliche Struktur. Aufgrund des geringen Wassergehalts kann es über einen längeren Zeitraum gelagert werden. Die Zubereitung ist relativ einfach: In einem Sud aus Gemüsebrühe und Gewürzen aufkochen, dann das überschüssige Wasser ausdrücken und dann nach Belieben weiterverarbeiten (anbraten, grillen, etc.).

Tofu

Tofu mag auf den ersten Blick etwas unästhetisch anmuten, jedoch ist es in seinen vielen Variationen nicht aus der veganen Küche wegzudenken. In Deutschland sind hauptsächlich fester Tofu, Seidentofu, Räuchertofu sowie mit Nüssen oder Gewürzen verfeinerter Tofu zu finden. Tofu wird aus Sojabohnen-Teig hergestellt, welcher bei der Gerinnung von Sojamilch entsteht und dann zu Blöcken gepresst wird. In einem ähnlichen Verfahren wird Käse aus Milch gewonnen. Im Schnitt werden für 1 kg Tofu ca. 500 g Sojabohnen benötigt.

Tofu wurde bereits im China des 2. Jahrhunderts v. Chr. hergestellt.[18] Aber erst mit der Ausbreitung des Buddhismus, dessen Schulen teilweise vegetarische Ernährung propagieren, wurde Tofu populärer. Er zählt heute in vielen Ländern Asiens zu den Grundnahrungsmitteln. In Deutschland war Tofu auch als „Sojakäse" bekannt, bis er in den 80er Jahren Tofu genannt wurde. Durch den Vegetarismus und die Umweltbewegung wurde Tofu beliebter und auch in Deutschland von einigen Tofureien hergestellt, die damit im kleinen Stil Bioläden und Reformhäuser belieferten. In den frühen 1980er Jahren wurden deutsche Tofumacher staatsanwaltlich verfolgt, da laut des damaligen Milchgesetzes angeblich alle farblich weißen Lebensmittel Milch enthalten mussten.[19] 1989 „legalisierte" der europäische Gerichtshof den Verkauf von Tofu in Deutschland.[20]

Sojajoghurt

Hierbei handelt es sich um mit Milchsäurebakterien versetze Sojamilch, die dadurch gerinnt und zu Joghurt wird. Auch hier darf, wie bei „Milch" nicht die Bezeichnung „Joghurt" verwendet werden, da diese gesetzlich Milchprodukten vorbehalten ist. Bei einigen Herstellern werden jedoch die ursprünglichen Milchsäurebakterien auf Kuhmilch herangezüchtet, während im Endprodukt keine Kuhmilch mehr enthalten ist. Hier bleibt strittig, ob der Joghurt als vegan bezeichnet werden darf.

Tempeh

Tempeh besteht aus gekochten Sojabohnen, die mit Schimmelpilzen versetzt werden. Der Fermentationsprozess und die ganzen Sojabohnen sorgen für einen höheren Gehalt an Eiweiß, Ballaststoffen und Vitaminen. Es hat eine festere Konsistenz als Tofu und einen stärkeren, nuss- bzw. pilzartigen Geschmack. Tempeh stammt aus Indonesien, wo es bereits im 16. Jahrhundert hergestellt wurde und - besonders auf der Insel Java - auch heute noch zu den Grundnahrungsmitteln zählt.

Neben Sojaprodukten sollen auch Informationen über weitere Basics der veganen Küche nicht fehlen:

Seitan

Seitan bzw. Weizengluten ist ein Produkt aus Weizeneiweiß mit einer fleischähnlichen Konsistenz. Es hat seinen Ursprung in der chinesischen Küche und wurde von vegetarisch lebenden Mönchen entwickelt. Durch die Verbreitung des Buddhismus kam es nach Japan, wo dort aus dem Gluten erst durch das Kochen in einer Brühe aus Shoyu (Sojasauce), Kombu (Meeresalgen) und Ingwer das „Fu" (so der traditionelle japanische Name) wurde. „Sei" bedeutet „ist" und „tan" ist das erste Zeichen der japanische Begriffs „tanpaku", was Protein bedeutet. Also bedeutet Seitan soviel wie „richtiges Protein."[21] Seitan lässt sich aus herkömmlichem Weizenmehl durch Auswaschen der Stärke oder direkt aus Glutenpulver herstellen. 100 g Seitan enthalten 4 g Kohlenhydrate, 22 g Eiweiß und 1,5 g Fett.[22] Heute ist Seitan die Grundlage vieler veganer „Fleischalternativen". Ein ausgezeichnetes Rezept zur eigenen Herstellung von Seitan ist auf S. 126 zu finden.

Lopino

Lopino wird aus den Samen der Süßlupine hergestellt. Es hat einen Eiweißanteil von ca. 20 % und enthält alle lebensnotwendigen Aminosäuren in einem ausgewogenen Verhältnis. Es wird ähnlich wie Tofu zubereitet, und hat auch in etwa dessen Konsistenz, ist aber geschmacklich intensiv-nussig.

Hummus

Hummus ist eine Creme auf Basis von Kichererbsen. Hergestellt wird Hummus aus gekochten und pürierten Kichererbsen sowie aus Tahin, Olivenöl, Zitronensaft, Salz, Knoblauch und Petersilie. Es wird oft als Dip zu Brot gereicht und ist besonders im Nahen Osten eine beliebte Speise.

Tahin

Als Tahina, Tahini oder Tahin wird Sesammus bezeichnet. Es stammt ursprünglich aus der arabischen Küche und findet sich etwa als Grundzutat in Hummus, oder als Falafel-Soße, vermischt mit Wasser, Zitronensaft und Knoblauch. Es kann auch als Brotaufstrich genutzt werden, und ist besonders in Bananen sehr schmackhaft.

Hefeflocken

Hefeflocken werden aus Nährhefe hergestellt, bei der es sich um eine durch Hitze inaktivierte Hefe handelt. Sie haben einen käseähnlichen Geschmack und werden daher oft auf Pizza und Aufläufen verwendet. Sie sind auch in Brotaufstrichen zu finden und können zum Würzen von Suppen, Soßen oder Seitan verwendet werden.

Grünkern

Grünkern ist Dinkel, der vor der Reife geerntet und dann getrocknet wird. Er hat einen würzig-aromatischen Geruch und schmeckt geschrotet vorzüglich in Suppen, Bolognese-Soße oder in Aufläufen.

Ei-Ersatz

Viele herkömmliche Rezepte lassen sich relativ einfach durch pflanzliche Zutaten „veganisieren". So kann etwa ein Hühnerei durch einen Esslöffel Sojamehl und zwei Esslöffel Wasser ersetzt werden. Bei süßen Gerichten genügt eine halbe zerdrückte Banane.

Kapitel 8:

Was kannst du dann eigentlich noch essen?

Auch wenn du einige Kommentare sicherlich bald nicht mehr hören kannst, kommen hier mögliche Antworten auf häufig gestellte Fragen. Wenn du auf weitere stößt, die hier nicht berücksichtigt werden, kannst du sie mir gerne schicken und ich übernehme sie ggf. in der nächsten Auflage. Die Kontaktadresse findest du auf *Seite 2*.

Gesundheit

„Was kannst du dann eigentlich noch essen?"

Erstens „kann" ich alles essen, will es aber nicht. Zweitens gibt es zu fast allen tierlichen Produkten vegane Alternativen. Und drittens gibt es Unmengen von Rezepten für vegane Gerichte, so dass mit ein bisschen Horizonterweiterung über Jahre jeden Tag eine neue Köstlichkeit gezaubert werden könnte (*siehe Kochbücher und Rezeptwebsites, S. 89*).

„Vegan zu leben ist ungesund, da die Ernährung zu einseitig ist. Hast du etwa noch keine Mangelerscheinungen?"

Verschiedene medizinische Studien haben gezeigt, dass eine ausgewogene vegane Ernährung für jede Lebenssituation geeignet ist.[1] Eine rein pflanzliche Ernährungsweise vermindert darüber hinaus das Risiko an sogenannten Zivilisationskrankheiten zu erkranken. Weitere Informationen zu veganer Ernährung finden sich in *Kapitel 4*.

„Der menschliche Körper braucht Fleisch!"

Alle im Fleisch enthaltenen Nährstoffe sind ohne Probleme auch über eine vegane Ernährung aufzunehmen.[2] Lediglich Vitamin B12 müssen Veganer_innen supplementieren. Es gibt viele Sportler_innen, die sich vegan ernähren und damit Höchstleistungen erzielen.

„Woher bekommst du denn sonst dein Protein?"

Tatsächlich sind tierliche Produkte reich an Protein. Allerdings ist unklar, wie viel Protein der Mensch überhaupt braucht. Momentan liegt die empfohlene Menge bei 0,8 g pro Kilogramm Körpergewicht pro Tag (für Erwachsene).[3] Dies lässt sich problemlos über eine vegane Ernährung aufnehmen[4]. Gute Proteinquellen sind z. B. Getreide (Brot, Hafer, Nudeln, Reis etc.), Kartoffeln, Nüsse und Hülsenfrüchte (alle Bohnen, Linsen und Erbsen).[5]

„Ich kannte da mal wen, der Veganer war und der war immer krank und sah so blass aus."

Zum einen sind längst nicht alle Erkrankungen auf Ernährung zurückzuführen und auch eine vegane Lebensweise kein Garant für ewige Gesundheit. Zum anderen kannst du dich natürlich auch als Veganer_in ungesund ernähren, aber mit einer ausgewogenen veganen Ernährung verringerst du sogar das Risiko an einer Reihe von Krankheiten wie Diabetes, koronaren Herzkrankheiten, Krebs, Arteriosklerose und Leukämie zu erkranken (*siehe Kapitel 4*).

„Vegane Ernährung ist gefährlich für Kinder."

Natürlich ist gerade für Säuglinge und Kinder eine ausgewogene vegane Ernährung sehr wichtig. Die amerikanische Gesellschaft für Diätetik und Ernährung, eine Vereinigung aus Ernährungswissenschaftlern und Ärzten, weist darauf hin, dass eine gut geplante vegane Ernährung für Menschen aller Altersgruppen, wie Säuglinge, Kinder und Schwangere, geeignet ist.

Biologie

„Was soll denn mit den ganzen Tieren passieren, wenn wir die nicht mehr essen?" oder *„Was soll denn mit den ganzen Tieren passieren, wenn wir deren Futter essen?"*

Obwohl vielleicht wünschenswert, ist es kaum anzunehmen dass die Menschheit sich von heute auf morgen vegan ernähren wird. Je mehr Menschen sich vegan ernähren, desto weniger Tiere werden aufgezogen, um von Menschen gegessen oder ausgebeutet zu werden.

„Nutztiere sind alle Züchtungen, die ja nur für unseren Verzehr existieren, also können wir die auch essen."

In der Tat sind sogenannte Nutztiere Züchtungen des Menschen. Allerdings rechtfertigt dies noch lange nicht, sie für unseren Verzehr auszubeuten und umzubringen. Sie sind schließlich Lebewesen und keine Maschinen.

„Woher willst du denn wissen, dass die Tiere unglücklich sind?"

Bei der Betrachtung der Zustände, bei denen z. B. Tiere in der Massentierhaltung dahinvegetieren müssen, ist es sehr unwahrscheinlich, dass sie bei der permanenten Unterdrückung ihrer Reize Glück empfinden.

„Aber nur glückliche Hühner legen Eier"

Eier sind das Menstruationsprodukt von Hühnern, also das Resultat eines natürlichen Zyklus. Auch in Legebatterien, in denen alle natürlichen Reize wie Scharren, Picken, Sandbaden unterdrückt werden, legen Hühner noch Eier.

„Aber Hühner müssen doch Eier legen, dann kann ich die doch auch essen."

Die Legehennen wurden so gezüchtet, dass sie möglichst viele Eier legen. Bei dieser extremen Legeleistung ist zusätzliches Kalzium (Grundlage von Eierschalen) erforderlich, welches ihren Knochen entzogen wird, sodass die meisten Legehennen unter Knochenkrankheiten leiden.[7] Würden Menschen keine Eier essen, so würden auch keine weiteren Legehennen gezüchtet werden.

„Aber Kühe müssen doch Milch geben, dann kann ich die auch trinken."

Der Mensch ist die einzige Spezies die die Muttermilch einer anderen Spezies trinkt. Bei allen Spezies ist diese ausschließlich für den Nachwuchs gedacht. Um den ständigen Milchfluss der Kühe zu gewährleisten, werden sie deshalb in regelmäßigen Abständen befruchtet. Kurz nach ihrer Geburt werden die Kälber von ihren Müttern getrennt, was für beide eine emotional schmerzhafte und stressauslösende Prozedur bedeutet. Sobald die Mutter keine Milch mehr gibt, wird sie erneut geschwängert. Kühe sind nämlich ganz normale Säugetiere und keine Milchmaschinen. Die männlichen Kälber enden meist als Kalbsfleisch. Zuvor bekommen sie eine spezielle mineralstoffarme Nahrung, welche eine helle Farbe des Fleisches garantiert.[8] Die weiblichen Kälber werden mit Ersatzfutter aufgezogen und später als „Milchkühe" genutzt. Wenn der Milchfluss nach etwa fünf bis sechs Jahren nachlässt, werden die Kühe getötet. Die natürliche Lebenserwartung einer Kuh liegt bei ca. 20 Jahren.

„Aber für Eier und Milch werden doch keine Tiere umgebracht!"

Bei der „Eierproduktion" werden in der Brüterei die männlichen Küken nach dem Schlüpfen aussortiert und umgebracht. Jährlich sterben 45 Millionen Küken den Tod, indem sie „geschreddert" werden.[9] Sobald ein Huhn keine Eier mehr legt, wird es ebenfalls getötet.

Teil der Milchindustrie sind männliche Kälber, die ja nun mal keine Milch geben. Sie werden gemästet und später getötet. Auch Kühen, die nicht mehr genug Milch geben, wird das Leben genommen.

Ethik

„Aber die Tiere auf dem Bauernhof haben doch ein gutes Leben."

98 % der in Deutschland zum Verzehr gehaltenen Tiere stammen aus Massentierhaltungsbetrieben.[10] Mal davon abgesehen: Rechtfertigt ein „gutes Leben", die Tiere für den Verzehr auszubeuten und umzubringen?

„Aber ich kaufe fast nur Bio-Produkte, da haben die Tiere doch ein schönes Leben!"

Bei der Biohaltung unterscheiden sich die Lebensbedingungen der Tiere nicht wesentlich von der konventionellen Massentierhaltung. Auch in der Bio-Branche werden die männlichen Küken sofort getötet, Kälber werden von den weiblichen Kühen nach einem Tag getrennt und Tiere können in Massen gehalten werden. Ein vermeintlich „schönes Leben" legitimiert außerdem keine Ausbeutung und Tötung.

„Die Tiere sterben sowieso – mit deiner Lebensweise kannst du daran nichts ändern."

Allein vielleicht nicht, aber jeder Mensch kann durch eine vegane Lebensweise zeigen, dass Tiere nicht von uns ausgebeutet werden dürfen. Und je mehr Menschen dem Beispiel folgen, desto weniger Tiere müssen sterben.

„Ist es nicht inkonsequent, als Veganer_in Medikamente zu nutzen, die an Tiere getestet wurden?"

Das ist in der Tat ein ethisches Dilemma, jedoch wurde eine Großzahl von Wirkstoffen an Tieren getestet, was es manchmal nicht möglich macht diese zu vermeiden. Es geht beim Veganismus nicht um Perfektion, sondern darum soweit möglich Tierleid und -ausbeutung zu vermindern.

Verschiedenes

„Menschen haben schon immer Fleisch gegessen!"

Menschen haben auch lange Zeit geglaubt, die Erde sei eine Scheibe, oder dass ein Geschlecht dem anderen überlegen sei, oder dass Menschen anderer Hautfarbe oder anderen Glaubens minderwertiger seien. Tradition beinhaltet nicht zwangsläufig eine moralische Legitimation.

„Wenn wir alle vegan leben würden, dann gäbe es gar nicht genug Essen."

Das Gegenteil ist der Fall. Auf den unzähligen Ackerflächen, die momentan für die Tierfutterproduktion genutzt werden, könnten Pflanzen für den menschlichen Verzehr angebaut werden, wodurch sogar ein Nahrungsmittelüberschuss entstünde. Weltweit wird der Großteil der Futtermittelproduktion an Tiere verfüttert.[11] Dies ist alles andere als effizient, da für ein tierliches Protein zwischen 6-17 pflanzliche Proteine benötigt werden, die direkt von den Menschen verzehrt werden könnten (*siehe S. 39*). Zudem werden schon heute in Deutschland pro Haushalt jährlich Lebensmittel im Wert von 400 € weggeworfen.[12]

„Vegane Lebensmittel sind nur schwer erhältlich und viel zu teuer!"

Für unvegane Lebensmittel zahlen Tiere mit ihrem Leben. Und da auf den meisten Speiseplänen von Veganer_innen reichlich Getreide, Obst und Gemüse steht, und weil außerdem mittlerweile Sojaprodukte wie Sojamilch oder Tofu relativ günstig und in jedem Supermarkt verfügbar sind, müssen heute keine Veganer_innen mehr hungern. Die Vielfalt der rein pflanzlichen Küche bietet kulinarische Genüsse für jeden Geldbeutel.

„Ich wäre ja gerne vegan, aber ein Steak schmeckt nun mal so lecker, darauf kann ich echt nicht verzichten" oder „Ich war auch mal Vegetarier, aber ohne Käse ging das echt nicht"

Wenn du das kurze Leben der Tiere, die für das jeweilige Lebensmittel sterben müssen oder ausgebeutet werden gegen ein kurzes Geschmackserlebnis aufwiegst – wie schmecken dir Steak und Käse dann?

„Vegane Ernährung ist nicht natürlich, weil du Vitamin B12 als Nahrungsergänzung zu dir nehmen musst!"

Auch Jod wird Lebensmitteln wie Salz zugefügt, um einem Jodmangel vorzubeugen. Tierliche Produkte haben nur einen so hohen Jodgehalt, weil dem Futter der Tiere Jodsalze zugefügt wird. Warum also nicht Vitamin B12 zu sich nehmen? (*siehe Vitamin B12, S. 68*)

„(Ethische) Veganer sind sentimental"

Mitgefühl und Empathie sind keine negativen Eigenschaften. Außerdem lehnen Veganer_innen tierliche Produkte ab, weil sie für den geschmacklichen Genuss nicht die Ausbeutung oder das Töten von Lebewesen akzeptieren wollen.

„Veganer sind verrückt/extrem"

Tiere zu essen oder auszubeuten ist extrem/verrückt. Mittlerweile gibt es weltweit Veganer_innen in allen gesellschaftlichen Schichten und jeglichen Alters. Eine Randgruppe sind sie schon lange nicht mehr.

Vegan International

DEUTSCH
Ich bin vegan. Ich esse keine tierlichen Produkte.
Kein Fleisch, kein Fisch, kein Geflügel, keine Milchprodukte
(keine Milch, keinen Käse, keine Butter, keinen Joghurt, etc.),
keine Eier, keinen Honig.

ENGLISCH
I am a vegan. I don't eat any animal products.
No meat, no fish, no poultry, no dairy products (no milk, no
cheese, no butter, no yoghurt etc), no eggs, no honey.

FRANZÖSISCH
Je suis vegan. Je ne manges aucun produits d'origine animale.
Pas de viande, pas de poissons, pas de volaille, pas de produits
laitiers (pas de lait, pas de fromage, pas de beurre, pas de yaourt
etc.), pas d'œufs, pas de miel.

ITALIENISCH
Sono vegan. Non mangio nessun tipo di prodotto animale.
Niente carne, niente pesce, niente pollame, niente latticini
(niente latte, niente formaggio, niente burro né yogurt), niente
uova né miele.

NIEDERLÄNDISCH

Ik ben een veganist. Ik eet geen dierlijke producten.
Geen vlees, geen vis, geen gevogelte, geen zuivelproducten
(geen melk, geen kaas, geen boter, geen yoghurt enz.), geen
eieren, geen honing.

SPANISCH

Soy vegano, no como ningún producto animal.
Ni carne, ni pescado, ni pollo, ni productos lácteos (ni leche, ni
queso, ni mantequilla, ni yoghurt, etc) ni huevos, ni miel.

PORTUGIESISCH

Eu sou vegano. Eu não consumo produtos de origem animal.
Nao como carne, peixe, aves, lacticínios (leite, queijo, manteiga,
iogurte, etc), ovos e mel.

DÄNISCH

Jeg er veganer, jeg spiser ingen dyre produkter, ingen kød, ingen
fisk, ingen mejeri produkter (ingen mælk, ost, yoghurt osv)
heller ingen æg eller honning.

Schwedisch

Jag är vegan. Jag äter ingenting som kommer från djur.
Inte kött, fisk, fågel, mjölkprodukter (alltså inte mjölk, ost,
smör, yoghurt och liknande) och inte ägg eller honung.

Norwegisch

Jeg er veganer. Jeg spiser ingen dyreprodukter.
Ikke kjøtt, fisk, fjærkre, meieriprodukter (melk, ost, smør,
jogurt osv.), egg, eller honning.

Finnisch

Minä olen vegaani. En syö mitään eläinkunnan tuotteita.
En syö lihaa, kalaa, kanaa, tai maito tuotteita (ei maitoa, juustoa,
voita, tai jugurttia jne.), en syö kananmunia, tai hunajaa.

Polnisch

Jestem weganinem/weganką. Nie spożywam żadnych produktów
pochodzenia zwierzęcego.
Żadnego mięsa, żadnych ryb, żadnego drobiu, żadnych produktów
mlecznych (bez mleka, sera, masła, jogurtu itd.), żadnych jaj,
żadnego miodu.

Tschechisch

Jsem vegan. Nekonzumuji žádné produkty zvířecího původu.
Žádné maso, ryby, kuřecí maso. Žádné mléčné produkty (mléko,
sýry, máslo, jogurty atp.). Žádné vejce, med.

Russisch

Я веган. Я не употребляю продукты животного происхождения.
Никакого мяса, рыбы, птицы, никаких молочных продуктов
(молоко, сыр, масло, йогурт и т.п.). Ни яиц, ни меда.

JAPANISCH

私はヴィーガンです。動物性食品は一切摂りません。
肉、魚介類、乳製品（牛乳、チーズ、バター、ヨーグルト
など）、卵、蜂蜜は食べません。

GRIECHISCH

Είμαι βέγκαν. Δεν τρώω ζωικά προϊόντα.
Ούτε κρέας, ούτε ψάρι, ούτε πουλερικά, ούτε γαλακτοκομικά (ούτε
γάλα, ούτε τυρί, ούτε βούτυρο, ούτε γιαούρτι, κλπ), ούτε αυγά, ούτε
μέλι.

CHINESISCH

我吃素，不吃跟动物有关系的东西，不吃肉，鱼，鸡，奶制
品（比如：牛奶， 奶酪，奶油，酸奶等）， 另外还有鸡蛋
和蜜蜂。

Spaghetti Grünkernese

Mit dieser „veganisierten" Variante eines italienischen Klassikers, die mindestens genauso köstlich schmeckt, kannst du ein leckeres Gericht zaubern! Der Grünkern gibt der Soße eine unverwechselbare Note. Dazu passen prima Vollkorn Spaghetti (ca. 100 g pro Person). Guten Appetit!

1 Tasse Grünkernschrot
1-3 Knoblauchzehen
1 EL Gemüsebrühe
2 EL Sonnenblumenkerne
1 große Zwiebel
1 große Möhre
40-50 g Knollensellerie
1 Tasse Wasser
125 g Tomatenmark
Olivenöl
italienische Kräuter

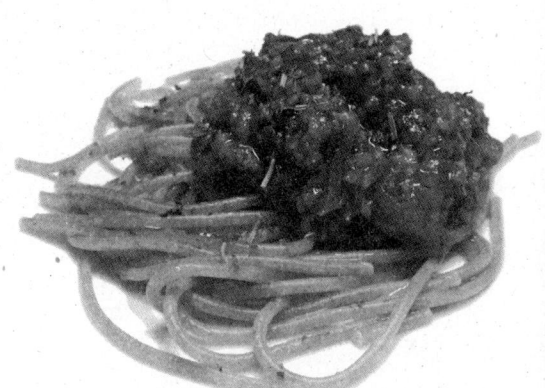

1. Den Grünkernschrot und den gepressten Knoblauch in einen Topf geben und in etwas Olivenöl unter Rühren ca. 2 Minuten lang anbraten.

2. Gemüsebrühenpulver dazugeben und alles mit Wasser übergießen, bis dieses die Zutaten ca. 2cm hoch bedeckt. Alles kurz aufkochen und dann quellen lassen.

3. Im zweiten Topf die Sonnenblu-men-kerne etwas anrösten, Öl hinzufügen und die Zwiebel mit anbraten, bis sie glasig ist.

4. Währenddessen die Möhre und das Stück Sellerie raspeln. Dann zusammen mit dem Wasser und dem Tomatenmark in den Topf geben.

5. Nun den gequollenen Grünkernbrei untermischen und alles nochmal aufkochen.

Rühr-Tofu

Rühr-Tofu ist schnell zubereitet und schmeckt vorzüglich als herzhaftes Frühstück oder Zwischenmahlzeit.

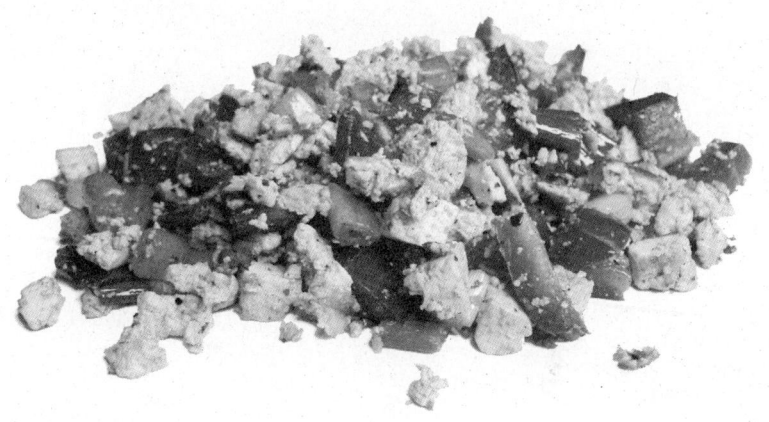

200 g Tofu
1 kleine rote Paprika
3-4 kleine Frühlingszwiebeln
3-4 EL Öl oder Margarine
Pfeffer
Kurkuma
1 EL Sojasauce
süßes Paprikapulver

1. Den Tofu mit einer Gabel oder den Händen zerdrücken.

2. Die Paprika und Frühlingszwiebeln klein schneiden.

3. Das Öl in einer Pfanne erhitzen und den Tofu und das Gemüse in die Pfanne geben. Alles etwa 5-10 Minuten lang anbraten.

4. Mit Pfeffer, Kurkuma, Sojasauce und süßem Paprikapulver würzen, gut umrühren. Fertig!

Seitan (Deluxe)

Seitan (Mianjin, Weizengluten) ist ein Produkt aus Weizeneiweiß mit fleischähnlicher Konsistenz. Es stammt aus der chinesischen Küche und wurde ursprünglich von vegetarisch lebenden Mönchen entwickelt.

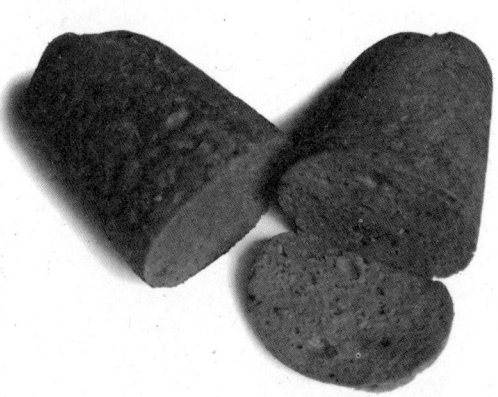

3 Knoblauchzehen
+ die gleiche Menge Ingwer
250 g Weizengluten
4 EL Hefeflocken
1 TL Salz
2 TL süßes Paprikapulver
1/4 TL Zimt
1/4 TL Cumin
1/2 TL Pfeffer
1 Msp Cayenne Pfeffer
1 TL Gemüsebrühe
200 ml kaltes Wasser
4 EL Tomatenpassata
1 EL Sojasauce
2 EL Olivenöl
1 EL vegane Worcestershire-Sauce

Tipp:
Seitan deluxe klein schneiden und mit Grillgewürz bestreut in einer Pfanne braten und für Wraps oder Veggie 'Döner' nutzen.

1. Ingwer und Knoblauch schälen und beides in sehr kleine Stücke schneiden.

2. In einer großen Schale mit allen trockenen Zutaten vermischen. Die flüssigen Zutaten in eine kleine Schale gießen und verrühren.

3. Die flüssige Mischung zu der trockenen geben und beide vermengen. Dann den daraus entstandenen Teig ein paar Minuten lang kneten.

4. Aus dem Teig eine ca. 20cm lange Rolle formen. Diese danach wie ein Bonbon in ein Stück Alufolie wickeln und im vorgeheizten Ofen ca. 30 Minuten bei 175°C backen lassen.

5. Nach dem Backen den Seitan auswickeln und abkühlen lassen. Nun kannst du ihn essen, weiterverarbeiten oder gekühlt aufbewahren.

Paella

Paella ist ein spanisches Reisgericht aus der Pfanne. Der Begriff 'Paella' stammt vom lateinischen Wort patella (eine Art große Platte oder flache Schüssel aus Metall). Um 1900 adaptierten die Valencianer das Wort Paella für die Metallpfanne, in der ihr Nationalgericht zubereitet wird.

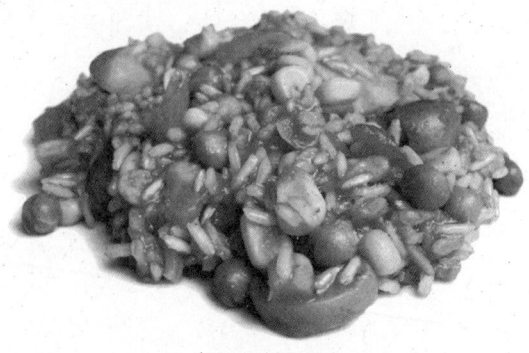

225 g Risottoreis (oder Natureis)
30 ml Olivenöl
1-2 große Zwiebeln
2 Knoblauchzehen
2-4 Tomaten oder Tomatenmark
500 ml Gemüsebrühe
1 Dose Mais-Paprika-Erbsen-Mix
100 g grüne Oliven
4-6 Champignons
Kreuzkümmel, Salz, Pfeffer, Currypulver

1. Den Reis in einer großen Pfanne mit Olivenöl anbraten bis er goldgelb ist. Dann die Zwiebeln, Knoblauchzehen und Tomaten klein schneiden und hinzufügen.

2. Gleich darauf die Gemüsebrühe dazu geben. Nun alles bei geringer Hitze kochen und regelmäßig umrühren.

3. Hat der Reis die Flüssigkeit nach etwa 20-30 Minuten aufgenommen, die restlichen Zutaten hinzufügen und alles 5 Minuten bei geringer Hitze kochen lassen. Fertig!

> **Tipp:**
> Die Paella lässt sich auch prima mit angebratenen Seitanstreifen kombinieren.

Pfannkuchen

Diese Pfannkuchen sind schnell zubereitet und bieten vielfätige geschmackliche Varianten!

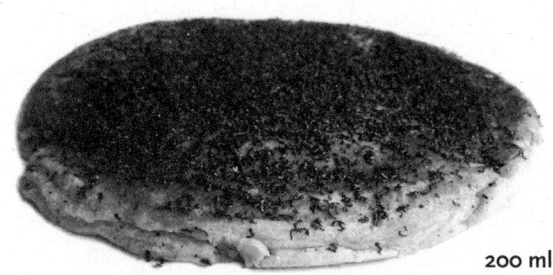

150 g Mehl
1 EL Zucker
2 TL Backpulver
1 Prise Salz
200 ml Wasser oder Sojamilch
2 EL Öl

1. Zuerst alle trockenen Zutaten in eine Rührschüssel geben und gut vermengen.

2. Dann die flüssigen Zutaten hinzufügen und gut umrühren, bis eine cremige Mischung entsteht.

3. In einer mittelgroßen Pfanne Öl erhitzen (nicht zu heiß!), und dann die Hälfte der Mischung hineingießen.

4. Wenn in der Mitte des Pfannkuchens Bläschen entstehen und der Rand nicht mehr flüssig ist, den Pfannkuchen mit einem Pfannenwender vorsichtig wenden. Wer es sich zutraut, kann auch auf den Pfannenwender verzichten: Pfannkuchen hochwerfen und möglichst wieder auffangen...

Poppy Seed and Lemon:
Geriebene Schale einer unbehandelten Zitrone und einen Esslöffel Mohnsamen zu der Mischung geben.

Zimt und Apfel:
Eine große Prise Zimt zu der Mischung geben und einen Apfel in kleine Scheiben schneiden. Nachdem der Teig in die Pfanne gegossen wurde, die Scheiben hineindrücken.

Schoko:
1 EL Kakao und 1 EL Zucker dem Teig hinzufügen

Heidelbeere:
Ca. 80g Heidelbeeren zu der Mischung geben.

Schokokuchen

Dieser Schokokuchen kommt garantiert gut an! Du kannst ihn auch als Basis für Schwarzwälderkirschtorte oder Muffins verwenden, oder mit Mokkacreme und etwas Kaffee eine Mokkatorte daraus zaubern!

Marmorkuchen:
Den Teig ohne Kakaopulver anrühren (Schritt 1). Dann den Teig teilen und eine Hälfte in eine Gugelhupfform geben.
20g Kakaopulver in den anderen Teil mischen und diesen ebenfalls in die Form legen. Mit einer Gabel beide Hälften leicht vermengen, damit ein hübsches Marmormuster entsteht.

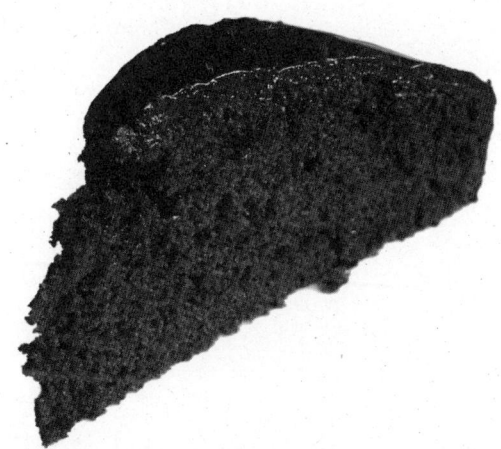

200 g Vollkornmehl
200 g Weizenmehl
4 TL Backpulver
40 g Kakao
250 Zucker
250 ml Pflanzenöl
350 ml Wasser
1 TL Vanillezucker
100 g Zartbitterschokolade
50 g Margarine

1. Mehl und Backpulver in einer großen Schale mischen. Zucker hinzufügen, sowie Kakao ohne Klümpchen, Öl, Wasser und Vanillezucker. Alles gut verrühren.

2. In eine 23cm große, eingefettete Springform gießen und bei 180 °C ca. 40 Minuten backen.

3. Nachdem der Kuchen abgekühlt ist, im Wasserbad die Schokoladentafel zusammen mit der Margarine schmelzen, kurz abkühlen lassen und dann gleichmäßig über den Kuchen verteilen.

was:	enthalten in:	wichtig für:
vitamin A (axerophtol, retinol)	Süßkartoffeln Karotten dunkelgrünes Blattgemüse Orangen Mangos getrocknete Aprikosen Melonen	- Gesundheit von Haut und Schleimhäuten, - Knochenentwicklung - Fortpflanzung - Bildung von Blutkörperchen - Sehvermögen, - Funktion des Immunsystems, Eiweiß- und Fettstoffwechsel (licht- und sauerstoffempfindlich, fettlöslich)
vitamin B1 (thiamin)	Sonnenblumenkerne Vollkornprodukte Weizenkeime Hülsenfrüchte rohe Erdnüsse Hefe	- Energiestoffwechsel: Verbrennung von Kohlenhydraten -> Kondition, Konzentration und mentale Gesundheit, - notwendig für Magensäureproduktion (kann nicht lange vom Körper gespeichert werden, hitzeempfindlich, wasserlöslich)
vitamin B2 (riboflavin)	Hefe Hefeextrakt Vollkornprodukte (v.a. Weizenkeime) Brokkoli Spinat, Spargel Mandeln Hülsenfrüchte Avocados Pilze	- Stoffwechsel -> Zellatmung, Haut, Haare, Nägel, Sehschärfe, Wachstum, Fitness (lichtempfindlich)
vitamin B3 (niacin)	Hefe, Hefeextrakt Vollkornprodukte (v.a. Weizenkleie) Pilze, Erdnüsse Sesamsamen Sojaprodukte getrocknete Aprikosen Pflaumen Datteln	- Eiweiß-, Fett- und Kohlenhydratstoffwechsel -> Regeneration der Haut, Muskeln, Nerven und DNA.

was:	vitamin B6 (pyridoxin)	folsäure	vitamin B12 (cobalamin)	vitamin C (ascorbinsäure)
enthalten in:	Hefe Avocados Vollkornprodukte (v.a. Weizenkeime) Kartoffeln Kichererbsen Feldsalat Spinat Walnüsse Mais, Bananen Melonen	grünblättriges Gemüse (v.a. Kohlsorten) Vollkornprodukte (v.a. Weizenkeime) Spargel Hülsenfrüchte Karotten Tomaten Sojasprossen Orangensaft	auf B12-Nährboden gewachsene Hefe angereicherte Frühstücksflocken angereicherte Fleischalternativen angereicherte Pflanzendrinks Nahrungs-ergänzungsmittel	Acerolakirsche Hagebutten Sanddorn schwarze Johannisbeere grünblättriges Gemüse (v.a. Grünkohl und Rosenkohl) Paprika, Kiwi Zitrusfrüchte
wichtig für:	- Eiweißstoffwechsel, - Hämoglobinproduktion, - setzt Glykogen für Muskelenergie frei, - wird für das Nervensystem und Gehirn benötigt (kann nicht lange vom Körper gespeichert werden, wasserlöslich)	- Bildung von DNA und RNA, - wirkt mit B12 für die Aminosäuren-Herstellung, - erforderlich für die Entwicklung von Blutkörperchen (kann nicht lange vom Körper gespeichert werden, licht-, sauerstoff- und hitzeempfindlich, wasserlöslich)	- Zellstoffwechsel, - wirkt mit folsäure an der Bildung roter Blutkörperchen, - Wachstum und Funktionsfähigkeit des Nervensystems und des Erbguts (wasserlöslich)	- Bildung von Kollagen, Knochen und Zähnen, - unterstützt Resorption von Eisen, - Immunsystem, - Wundheilung (kann nicht lange vom Körper gespeichert werden, wasserlöslich)

was:	enthalten in:	wichtig für:
vitamin D (calciferol)	Sonnenlicht, angereicherte Lebensmittel (achte auf D2, D3 ist oft nicht vegan)	- Knochenentwicklung, - Aufnahme von Calcium und Phosphor (fettlöslich)
vitamin E (tocopherol)	Keimöle und kaltgepresste Speiseöle guter Qualität (v.a. Weizenkeimöl und Sonnenblumenöl), Nüsse, Samen, Vollkornprodukte	- schützt vor freien Radikalen, - verhindert das Verklumpen von Blutplättchen, - Bildung roter Blutkörperchen (fettlöslich)
vitamin B7 (biotin)	Nüsse, Sojabohnen, Avocados, Spinat, Pilze, Linsen	- Stoffwechsel, Zellwachstum und -teilung, - Abbau von Amino- und Fettsäuren (wasserlöslich)
vitamin K (phyllochinon)	grünes Gemüse (v.a. Grünkohl, Rosenkohl, Brokkoli, Salat, Spinat, Kresse), Weißkohl, Haferflocken, Kiwis, Tomaten, Sojaöl, Rapsöl, Mais	- Blutgerinnung, - Knochenstoffwechsel, - Zellwachstumsregulierung, - schützt vor Gefäßverkalkung (lichtempfindlich, fettlöslich)

was:	enthalten in:	wichtig für:
calcium	Mohn, Sesam Mandeln getrocknete Feigen Tofu, angereicherte Pflanzendrinks dunkelgrünes Blattgemüse (v.a. Grünkohl Petersilie Löwenzahn, Rucola)	- Stabilität von Knochen und Zähnen, - Nerven, - Muskelzellen, - Blutgerinnung, - Aktivierung einiger Enzyme und Hormone
magnesium	alle grünblättrigen Gemüsesorten Amaranth Vollkornprodukte Sojamehl Maismehl Nüsse Kürbiskerne Sonnenblumenkerne Leinsamen Datteln	- Aufbau von Knochen und Zähnen, - Nervensystem, - Membranstabilisierung, - Energie-Stoffwechsel
phosphor	Bierhefe Weizenkeime Hülsenfrüchte Getreide Nüsse Sonnenblumenkerne Kürbiskerne	- Knochen- und Zahn-aufbau, - Kontrolle des Stoff-wechsels
jod	Seegras (Nori, Kelp Wakame, Nijiki) Meersalz jodiertes Tafelsalz Getreide Gemüse	- Produktion von Schilddrüsenhormonen, - Gesundheit von Haut, Haaren und Nägeln

wichtig für:	enthalten in:	was:
- Sauerstofftransport im Blut, - Cofaktor für mehrere Enzyme, - Immunsystem, - Muskelaktivität, - psychische Leistungsfähigkeit	Hülsenfrüchte Hirse, Weizenkeime Haferflocken Roggenvollkornbrot Pfifferlinge, Spinat Kürbiskerne Zuckerrübensirup Sesam, Tofu, Quinoa Hafer, Ingwer getrocknete Früchte	eisen
- Produktion von Enzymen (Schilddrüsenhormone), - Immunsystem, - Neutralisierung freier Radikale	Sonnenblumenkerne Vollkornprodukte Sojabohnen Leinsamen Hülsenfrüchte Paranüsse Weizenkeime Melasse Knoblauch	selen
- Stoffwechsel, - Gesundheit von Haut, Haaren und Nägeln, - Funktion verschiedener Hormone (u.a. für die Fortpflanzung)	Ölsaaten (Kürbiskerne, Sonnenblumenkerne, Sesam, Mohn) Vollkornprodukte Weizenkeime Pilze, Hefe Erdnüsse, Mandeln Weizen, Quinoa Bohnen	zink

Diese Informationen stellen keine individuelle oder professionelle Ernährungsempfehlung dar. Für Richtigkeit und Vollständigkeit wird keine Garantie übernommen. Danke an Brenda Davis für ihre Hinweise. Referenzen: Vegan Nutrition, G R Langley; St Leonards-on-Sea 1995, Plant Based Nutrition and Health, Stephen Walsh PhD, St Leonards-on-Sea 2003

Tierliche Zusatzstoffe

Nummer	Bezeichnung	Englisch	Beschreibung
E 120	Cochenille, Karminsäure, Karmin	Cochineal, Carminic acid, Carmines	Die Scharlach-Schildlaus wird getötet, danach wird der rote Farbstoff aus dem getrockneten Körper isoliert. Zu finden in alkoholischen Getränken sowie bei Kosmetikprodukten (Lippenstiften), Arzneimitteln, Textilien und Farben.
E 542	Knochenphosphat	Edible Bone Phospate	Hergestellt aus Tierknochen.
E 901	Bienenwachs	Beeswax	Früchte, deren Oberfläche so behandelt wurde, tragen den Hinweis „gewachst". Bienenwachs ist darüber hinaus als Kaumasse für Kaugummi sowie als Trägerstoff für Farbstoffe zugelassen.
E 904	Schellack	Shellac	Überzugsmittel für frische Früchte, um sie vor dem Austrocknen zu schützen (Hinweis „gewachst"). Für ein Kilogramm des Lacks ist das Sekret von etwa 300.000 Lackschildläusen nötig.
E 913	Wollwachs, Lanolin	Lanolin	Hergestellt aus der Wolle von Schafen.
E 966	Laktit	Lactitol	Gewonnen aus Laktose.
E 1000	Cholsäure	Cholic Acid	Gewonnen aus der Galle von Tieren.
E 1105	Lysozym	Lysozyme, muramidase, N-acetylmuramide, glycanhydrolase	Gewonnen aus dem Eiklar von Hühnereiern.

Ohne E-Nummer

Calciummesoinosithexaphosphat	Calcium Meso Inosithol Hexaphosphate
Laktose, Milchzucker, Sandzucker	Lactose
Tran, Lebertran, Polaröl, Fischöl	Spermaceti, Sperm Oil

Zusatzstoffe möglichen tierlichen Ursprungs

Nummer	Bezeichnung	Englisch	Beschreibung
E 101	Riboflavin	Riboflavin, Lactoflavin, Vitamin B2	Riboflavin kann aus Molke oder Hefe gewonnen werden.
E 101a	Riboflavin-5´-Phosphat	Riboflavin 5'-phosphate	Siehe E 101
E 153*	Planzenkohle	Carbon black, Vegetable carbon	In Lebensmitteln vermutlich pflanzlichen Ursprungs.
E 161b	Lutein, Xanthophyll	Lutein	Kann aus Eidotter gewonnen werden.
E 161g	Canthaxanthin	Canthaxanthin	Wird aus Pilzen oder Flamingofedern gewonnen. Meistens jedoch synthetisiert aus Carotin.
E 234	Nisin	Nisin	Wird biotechnologisch aus Bakterienkulturen (Streptococcus lactis) gewonnen.
E 252*	Kaliumnitrat	Potassium nitrate	Hergestellt aus Salpetersäure, die wiederum aus Ammoniak hergestellt werden kann. Ammoniak entsteht bei der Zersetzung von abgestorbenen Pflanzen und tierlichen Exkrementen.

E-Nummer	Deutscher Name	Englischer Name	Herkunft/Bemerkung
E 270*	Milchsäure, D-, L-Milchsäure	Lactic Acid	Meist hergestellt durch Bakterienfermentation aus Zuckerabfall (Melasse). Kein Zusammenhang mit tierlicher Milch.
E 304	Ascorbinsäure	Fatty acid esters of ascorbic acid, ascorbyl palmitate and ascorbyl stearate	Kann aus tierlichen Fetten hergestellt werden.
E 322*	Lecithin, Lezithin	Lecithin	Wird überwiegend aus Sojabohnen gewonnen. Auch Sonnenblumen, Raps, Erdnüsse, Mais und Eigelb können Rohstoffe sein.
E 325*	Natriumlactat	Sodium lactate	Siehe E 270
E 326*	Kaliumlactat	Potassium lactate	Siehe E 270
E 327	Calciumlactat	Calcium lactate	Siehe E 270
E 422*	Glycerin	Glycerol, Glycerine	Teilweise aus Tier- und Pflanzenöl. Kommerziell wird es aus Petroleum hergestellt.
E 430	Polyethylenglykol	Polyoxyethylene (8) stearate, Polyoxyl (8) stearate	Die Herstellung von Speisefettsäuren aus tierlichen Fetten ist möglich, üblicherweise werden jedoch pflanzliche Fette eingesetzt.
E 431	Polyoxyethylen (40) stearat	Polyoxyethylene (40) stearate, Polyoxyl (40) stearate	Siehe E 430
E 432	Polysorbat 20, Polyoxyethylen(20)-Sorbitanfettsäureester, Polyoxyethylen(20)-Sorbitanmono-Laurat	Polyoxyethylene sorbitan monolaurate; Polysorbate 20	Siehe E 430
E 433	Polysorbat 80, Polyoxyethylen(20)-sorbitanmono-Oleat	Polyoxyethylene sorbitan mono-oleate; Polysorbate 80	Siehe E 430
E 434	Polysorbat 40, olyoxyethylen(20)-sorbitanmono-Palmitat	Polyoxyethylene sorbitan monopalmitate; Polysorbate 40	Siehe E 430
E 435	Polysorbat 60, Polyoxyethylen(20)-Sorbitanmono-Stearat	Polyoxyethylene sorbitan monostearate; Polysorbate 60	Siehe E 430
E 436	Polysorbat 65, Polyoxyethylen(20)-Sorbitantri-Stearat	Polyoxyethylene sorbitan tristearate; Polysorbate 65	Siehe E 430
E 442	Ammoniumphosphatid	Ammonium Phosphatide	Siehe E 430
E 470a	Natrium-, Kalium- oder Calciumsalze der Speisefettsäuren	Sodium, Potassium and Calcium salts of fatty acids	Salze der Speisefettsäuren können mit Hilfe chemischer Reaktionen aus pflanzlichen oder tierlichen Fetten hergestellt werden.
E 470b	Magnesiumsalze der Speisefettsäuren, Magnesium-Stearat	Magnesium salts of fatty acids	Siehe E 470a
E 471	Mono- und Diglyceride von Speisefettsäuren	Glycerides of fatty acids, glyceryl monostearate, glyceryl distearate	Die Herstellung von Speisefettsäuren aus tierlichen Fetten ist möglich, üblicherweise werden jedoch pflanzliche Fette eingesetzt.
E 472a	Essigsäureester von Mono- und Diglyceriden von Fettsäuren	Acetic acid esters of glycerides of fatty acids, acetoglycerides, glycerol esters	Die Herstellung der Fettsäuren kann aus tierlichen Rohstoffen erfolgen, üblicherweise werden jedoch pflanzliche Öle sowie Glycerin verwendet.

E 472b	Milchsäureester von Mono- und Diglyceriden von Fettsäuren	Lactic acid esters of glycerides of fatty acids, lactylated glycerides, lactoglycerides	Siehe E 472a
E 472c	Zitronensäureester von Mono- und Diglyceriden von Fettsäuren	Citric acid esters of glycerides of fatty acids	Siehe E 472a
E 472d	Weinsäureester von Mono- und Diglyceriden von Fettsäuren	Tartaric acid esters of glycerides of fatty acids	Siehe E 472a
E 472e	Diacetylsäureester von Mono- und Diglyceriden von Fettsäuren	Mono and diacetyltartaric acid esters of glycerides of fatty acids	Siehe E 472a
E 472f	Essig-Weinsäureester von Mono- und Diglyceriden von Fettsäuren	Mixed acetic and tartaric acid esters of mono- and di-glycerides of fatty acids	Siehe E 472a
E 473	Zuckerester von Speisefettsäuren	Sucrose esters of fatty acids	Siehe E 472a
E 474	Zuckerglyceride	Sucroglycerides	Siehe E 472a
E 475	Polyglycerinester von Speisefettsäuren	Polyglycerol esters of fatty acids	Siehe E 472a
E 476	Polyglycerin-Polyricinoleat, PGPR	Polyglycerol esters of polycondensed fatty acids of castor oil'	Siehe E 422
E 477	Propylenglycolester von Speisefettsäuren, Propandiol-Fettsäureester	Propylene glycol esters of fatty acids; Propane-1,2-diol esters of fatty acids	Siehe E 472a
E 478	Glycerol- und Propylenglycerolester von Milchsäuren und Fettsäuren	Lactylated fatty acid esters of glycerol and propane-1,2-diol	Siehe E 472a
E 479b	Thermooxidiertes Sojaöl verestert mit Mono- und Diglyceriden von Speisefettsäuren, TOSOM-E	Thermally oxidized soya bean oil interacted with mono- and di-glycerides of fatty acids	Siehe E 472a
E 481	Natriumstearoyl-2-lactylat, Natriumstearoyllactylat, Lactat	Sodium stearoyl-2-lactylate	Siehe E 270
E 482	Calciumstearoyl-2-lactylat, Calciumstearoyllactylat, Lactat	Calcium stearoyl-2-lactylate	Siehe E 270
E 483	Stearyltartrat, Stearylweinsäure	Stearyl tartrate	Siehe E 472a
E 484	Stearylcitrat	Stearylcitrate	Siehe E 483
E 491	Sorbitanmonostearat, Sorbitanfettsäureester	Sorbitan monostearate	Siehe E 483

E 492	Sorbitantristearat, Sorbitanfettsäureester	Sorbitan tristearate, span 65	Siehe E 483
E 493	Sorbitanmonolaurat, Sorbitanfettsäureester	Sorbitan monolaurate, span 20	Siehe E 483
E 494	Sorbitanmonooleat, Sorbitanfettsäureester	Sorbitan mono-oleate, span 80	Siehe E 483
E 495	Sorbitanmonopalmitat, Sorbitanfettsäureester	Sorbitan monopalmitate, span 40	Siehe E 483
E 570	Fettsäuren, Speisefettsäuren	Fatty acids (including myristic, stearic, palmitic and oleic), Butyl stearate	Fettsäuren werden mit Hilfe chemischer und physikalischer Verfahren aus Speisefetten isoliert. Dies können tierliche Fette wie Schweineschmalz, Rindertalg oder Milchfett sein. Üblicherweise werden Fettsäuren jedoch aus pflanzlichen Fetten wie zum Beispiel Soja-, Raps- oder Maisöl gewonnen.
E 572	Magnesiumstearat	Magnesium salts of fatty acids (including magnesium stearate); Calcium stearate	Kann auch aus tierlichen Fetten gewonnen werden.
E 573	Aluminiumstearat	Aluminium Stearate	Kann auch aus tierlichen Fetten gewonnen werden.
E 585	Eisen-II-laktat	Ferrous lactate	Siehe E 270
E 626	Guanylsäure	Guanylic Acid	Hergestellt aus Hefe oder Fisch.
E 627	Dinatriumguanylat, Gyanylat	Guanosine 5'-disodium phosphate, sodium guanylate, disodium guanylate	Siehe E 626
E 628	Dikaliumguanylat	Dipotassium guanylate	Siehe E 626
E 629	Kalziumguanylat	Calcium guanylate	Siehe E 626
E 630	Inosinat	Inosinic acid	Vor allem aus Fleisch und Fisch, aber auch aus Bakterien.
E 631	Dinatriuminosinat	Sodium 5'-inosinate	Siehe E 630
E 632	Dikaliuminosinat	Dipotassium inosinate	Siehe E 630
E 633	Calciuminosinat	Calcium inosinate	Siehe E 630
E 634	Calcium-5'-ribonucleotid	Calcium 5'-ribonucleotides	Siehe E 630
E 635	Dinatrium-5'-ribonucleotid, 5'-Ribonucleotid	Sodium 5'-ribonucleotide	Siehe E 630
E 640	Glycin	Glycine and its sodium salt	Auch die Gewinnung aus Gelatine ist möglich.
E 920	L-Cystein, Cystein	L-cysteine hydrochloride	Kann mit Hilfe von Salzsäure aus kreatinreichen Geweben wie Menschen- oder Tierhaaren bzw. Federn gewonnen werden.
E 921	L-Cystin, Cystin	L-Cystine	Siehe E 920
E 1518	Glycerintriacetat, Triacetin	Glycerol triacetate	Siehe E 422

* Erlaubt in Bio-Lebensmitteln

alciumheptonat	Calcium Heptonate
alciumphytat	Calcium Phytate
L-Lysin	DL-Lysine
lycerindiacetat, Diacetin	Diacentin
lyceryl	Glyceryl
lyceryldiacetat	Glycerol Diacetate
lyceryltriacetat	Glycerol Triacetate
lycin	Glycine
atalase	Catalase
-Alanin	L-Alanine
-Arginin	L-Arginin
-Argininhydrochlorid	L-Arginin-Hydrochloride
-Asparaginsäure	L-Aspartic Acid
-Leucin	L-Leucine
-Lysin	L-Lysine
-Lysinhydrochlorid	L-Lysine hydrochloride
-Methionin	L-Methionine
-Phenylalanin	L-Phenylalanine
-Serin	L-Serine
-Threonin	L-Threonine
-Valin	L-Valine
euzin	Leucine
onoacetat	Monoacetate
onoacetin	Monoacetin
xystearin	Oxystearin
tearin	Stearic acid
tigmasterin	Stigmasterol
riacetin	Triacetin

and 2010 – einige Zusatzstoffe sind in der EU nicht mehr in Lebensmitteln zugelassen, önnen jedoch weiterhin in medizinischen und anderen Produkten auftauchen.

inige Zusatzstoffe, die nicht tierlichen Ursprungs sind können als Trägerstoff Gelatine einhalten. Unter anderem: E 104 Chinolingelb, E160a(i) Carotine und E160a(ii) Betacarotin.

uellen:

ww.vegansociety.com/hubpage.aspx?id=677754
ww.gesetze-im-internet.de/zzulv_1998/BJNR023100998.html
ww.food-info.net
ww.zusatzstoffe-online.de

Literaturverzeichnis

Kapitel 1

1. Duden, Das Fremdwörterbuch (Bibliographisches Institut 2010), S. 1075.
2. Nan Mellinger, Fleisch: Ursprung und Wandel einer Lust: eine kulturanthropologische Studie (Campus Verlag 2000), S. 77.
3. Ebd., S. 76.
4. Mary M. Innes, The metamorphoses of Ovid, Volume 1955, Part 2, Ovid, (Penguin Classics 2006), S. 337.
5. Johannes Haussleitner, Der Vegetarismus in der Antike, (A. Töpelmann 1935) S. 2.
6. Claus Leitzmann, Markus Keller, Vegetarische Ernährung (Ulmer 2010), S. 39.
7. Stephen Thomas Newmyer, Animals, rights and reason in Plutarch and modern ethics (Taylor & Francis 2006), S. 90.
8. Tiere ohne Rechte? Jan C. Joerden, Bodo Busch (Springer 1999), S. 5.
9. Claus Leitzmann, Markus Keller, Vegetarische Ernährung (Ulmer 2010), S. 46.
10. Claus Leitzmann, Vegetarismus: Grundlagen, Vorteile, Risiken (C. H. Beck 2001), S. 42.
11. The Vegetarian Society, History of the Vegetarian Society, http://www.vegsoc.org/page.aspx?pid=827 | Stand: 23.11.2010
12. International Vegetarian Union – Die Entstehung der vegetarischen Vereine, http://www.ivu.org/history/societies/vbd-part1.html | Stand: 02.12.2010
13. VeBu, Geschichte des VeBu - http://www.vebu.de/vebu/ueber-uns/geschichte-des-vebu | Stand: 03.03.2011
14. Hans Hinrich Sambraus, Andreas Steiger (Hrsg.), Das Buch zum Tierschutz (Ferdinand Enke Verlag 1997), S. 8.
15. Reichsttierschutzblatt 1936, Nr. 2.
16. Jost Hermand, Glanz und Elend der deutschen Oper (Böhlau Verlag 2008), S. 141.
17. Christoph Drösser, Fleischloser Führer – www.zeit.de/2001/17/200117_

stimmts.xml | Stand: 03.11.2010

18. Tolstoi, Wichmann, Reclus u. a., Das Schlachten beenden! (Graswurzelrevolution 2010), S. 137.

19. Tolstoi, Wichmann, Reclus u. a., Das Schlachten beenden! (Graswurzelrevolution 2010), S. 141.

20. Claus Leitzmann, Markus Keller, Vegetarische Ernährung (Ulmer 2010), S. 55.

21. Neuform, Zahlen, Daten Fakten – http://www.neuform.de/branche/zahlen_daten_fakten.htm | Stand: 23.11.2010

22. The Vegan Society, Vegan news #1 – http://www.vegansociety.com/uploadedFiles/About_The_Society/Publications/The_Vegan_magazine/Feature_Articles/1944-news.pdf | Stand: 23.11.2010

23. Joanne Stepaniak, Virginia Messina, The Vegan Sourcebook (McGraw-Hill Professional 2000), S. 2.

24. The Vegan Society, Articles of Association – http://www.vegansociety.com/uploadedFiles/About_Us/Articles-of-Association-Nov-09.pdf | Stand: 04.11.2010

25. (Übersetzung des Autors) ebd.

26. Bioladen – Wikipedia – http://de.wikipedia.org/wiki/Bioladen | Stand: 01.12.2010

27. Tier-Versuche: „Irgendwann wird es knallen", Der Spiegel, Heft 10/1984, S. 54.

28. Stefan Seidel, Leiden im Verborgenen - http://www.tierbefreier.de/tierbefreiung/55/tiere_in_der_ddr.html | Stand: 03.03.2011

29. Leiden im Verborgenen: Das Schicksal der Tiere in der DDR, Tierbefreiung, Heft 55, S. 16.

30. Vegetarierbund Deutschland, Anzahl der Vegetarier_innen in Deutschland – http://vebu.de/lifestyle/anzahlder-vegetarierinnen | Stand: 23.11.2010

Kapitel 2

1. Veganismus – Wikipedia – http://de.wikipedia.org/wiki/Veganismus | Stand: 04.11.2010

2. Susan Jean Armstrong, The Animal Ethics Reader (Routledge 2003), S. 179.

3. Ebd.

4. Tierschutzgesetz – http://www.gesetze-im-internet.de/tierschg/__2.html | Stand: 24.10.2010

5. TierSchNutzV - http://www.gesetze-im-internet.de/tierschnutztv | Stand: 03.03.2011

6. Statistisches Bundesamt, Wiesbaden 2010 | Stand: 24.10.2010

7. Die Gesamtzahl beläuft sich auf 3.463.018 Schweine – http://www. landwirtschaftskammer.de/landwirtschaft/download/landraum/ fachbeitrag-muensterland.pdf | Stand: 24.10.2010.

8. Es handelt sich um 1.587.331 Einwohner – http://www.bezregmuenster. de/startseite/abteilungen/abteilung3/Dez_32_Regionalentwicklung/ Statistik/EinFlaeche_aktuell/Aktuelle_Einw_Flaeche_PDF.pdf | Stand: 24.10.2010

9. Greenpeace – Billig, billig im Futtertrog – http://www.greenpeacemaga-zin.de/index.php?id=2675 | Stand: 03.12.2010

10. Donald M. Broom, Hilana Sena, Kiera L. Moynihan, Pigs learn what a mirror image represents and use it to obtain information. Animal Behaviour, Volume 78, Issue 5, November 2009, S. 1037.

11. Jörn Heyenrath, Clevere Wildschweine – http://www.derwesten.de/ staedte/bottrop/kirchhellen/Clevere-Wildschweine-id109743.html | Stand: 23.11.2010

12. Vgl. S. 20 (Fleisch).

13. Statistisches Bundesamt, Vom Erzeuger zum Verbraucher, Fleischversor-gung in Deutschland, 2008, S. 13.

14. Jonathan Safran Foer, Tiere Essen (Kiepenheuer & Witsch 2010), S. 73.

15. Stop Shark Finning – http://www.stopsharkfinning.net | Stand: 30.10.2010

16. „In herkömmlichen Käfigen wird jeder Henne 550 cm² Platz zugestan-den. Zum Vergleich: Eine DIN A4-Seite ist über 600 cm² groß. In den neuen Käfigen erhalten die Hennen 800 cm² Platz." - http://albert-schweitzerstiftung.de/tierschutzinfos/analysen/kleingruppenhaltung-faq | Stand: 03.03.2011

17. die tierfreunde e. V. – Milchbauern – keine Hilfe für Kühe – http:// www.die-tierfreunde.de/index.html?http://die-tierfreunde.net/inhalte/ recherchen/allgemein/milchkuh_nov2009.htm | Stand: 05.12.2010

18. Länderinstitut für Bienenkunde Hohen Neuendorf e.V., Die Ameri-

kanische Faulbrut (AFB) - http://www2.hu-berlin.de/bienenkunde/forschung_lehre/faulbrut.html | Stand: 03.03.2011

19. Stereotype Verhaltensweisen sind Auffälligkeiten des Verhaltens, wie etwa wiederholte Handlungen, die nicht der Umweltsituation entsprechen und vielfach zwanghaften Charakter tragen.

20. die tierfreunde e. V., Recherchen auf deutschen Pelztierfarmen – http://www.dietierfreunde.de/inhalte/recherchen/pelzfarmen/pelz_recherche_06.htm | Stand: 23.11.2010

21. Andrea Schneider, Historische und kulturgeschichtliche Aspekte der Handelsgeschichte der Seide, (GRIN Verlag, 2007), S. 14.

22. David Hinton, Running a Small Flock of Sheep (Landlinks Press 2006), S. 105.

23. Vier Pfoten – Tierquälerei für Daunen – http://www.vier-pfoten.de/website/output.php?id=1231&language=1 | Stand: 05.11.2010

24. Waldemar Ternes, Lebensmittel-Lexikon (Behr's Verlag 2005), S. 640.

25. EU Transportverordnung (eg) Nr. 1/2005 des Rates vom 22. Dezember 2004.

26. Statistisches Bundesamt, Wiesbaden 2010 | Stand: 23.11.2010

27. Schächten bedeutet das rituelle Töten von Tieren. Besonders im Judentum und dem Islam ist der Verzehr von Blut verboten, daher wird den lebenden Tieren mit einem Schnitt die Luft- und Speiseröhre durchtrennt, worauf sie noch lebend ausbluten.

28. Brian M. Lowe, Emerging moral vocabularies: he creation and establishment of new forms of moral and ethical meanings (Lexington Books 2006), S. 186.

29. Ärzte gegen Tierversuche e. V., Tierversuche – Fragen und Antworten – http://www.aerzte-gegentierversuche.de/infos/allgemein/101-tierversuche-fragen-und-antworten?6d01b8521ebe21a63931ad0a8468adcf=2f4789db1959e6dcb462969e0102543a | Stand: 30.10.2010

30. Katy Taylor Bsc, PhD – Still dying of ignorance? 25 years of failed primate AIDS research – http://www.buav.org/media/files/References/BUAV_Report-AIDs.pdf | Stand: 30.10.2010

31. Beissert S, Hosoi J, Stratigos A, Brissette J, Grabbe S, Schwarz T, Granstein RD, Differential regulation of epidermal cell tumorantigen presentation by IL-1alpha and IL-1beta, J Invest Dermatol. 1998, Oct 111 (4), S. 609-615.

32. Steven Best, Terrorists or freedom fighters? Reflections on the liberation of animals (Lantern Books 2004), S. 22.

33. U. Trotzke et al.: The influence of fasting on blood and plasma composition of herring gulls (Larus argentatus). Physiological and Biochemical Zoology 1999: 72 (4), S. 426-437.

34. Versuchstierzahlen für das Jahr 2009, BMELV – http://www.bmelv.de/cln_154/SharedDocs/Standardartikel/Landwirtschaft/Tier/Tierschutz/Versuchstierzahlen.html | Stand: 02.12.2010

35. Ärzte gegen Tierversuche e. V., REACH: grausame und sinnlose Chemikalien-Tierversuche – http://www.aerzte-gegen-tierversuche.de/infos/eu/159-reach-grausame-und-sinnlosechemikalientierversuche | Stand: 24.10.2010

36. Haltung von Wildtieren in Zirkusbetrieben und ähnlichen Einrichtungen, Stellungnahme des Ministeriums für Landwirtschaft, Umwelt und ländliche Räume – http://www.schleswigholstein.de/Umwelt-Landwirtschaft/DE/LebensmittelTierGesundheit/06_Tierschutz/02_Tierhaltung/06_Zirkustiere/ein_node.html | Stand: 25.10.2010

37. Tom Regan, Jeffrey Moussaieff Masson, Empty Cages: Facing the Challenge of Animal Rights (Rowman & Littlefield 2005), S. 130.

38. Lothar Dittrich, Zootierhaltung – Tiere in menschlicher Obhut. (Harri Deutsch Verlag 2007), S. 197.

39. Ebd., S. 198.

40. Clubb, R, Mason, G, A Review of the Welfare of Zoo Elephants in Europe, RSPCA 2005, S. 28.

41. Casamitjana, J, The „surplus zoo animal problem" in European Zoos, Captive Animals' Protection Society, 2003.

42. The Humane Society of the United States / World Society for the Protection of Animals (WSPA), The Case Against Marine Mammals In Captivity, 2005, 3rd Edition, S. 32.

43. Ebd., S. 48.

44. Ebd., S. 45.

45. Deutscher Jagdschutz Verband, Jahresjagdstrecken Bundesrepublik Deutschland – http://www.jagdonline.de/datenfakten/jahresstrecken/?meta_id=256 | Stand: 23.10.2010

46. Lord Burns et al. – UK Hunting Inquiry 1999 – http://www.huntinginquiry.gov.uk/mainsections/report.pdf | Stand: 23.10.2010

47. Sabrina Servanty, Jean-Michel Gaillard, Carole Toigo, Serge Brandt, Eric Baubet, Pulsed resources and climate-induced variation in the reproductive traits of wild boar under high hunting pressure, Journal of Animal Ecology 2009, 78, S. 1288.

48. Lisa Sattenspiel, Alun Lloyd, The geographic spread of infectious diseases: models and applications (Princeton University Press, 2009), S. 111.

49. die tierfreunde e. V., Die Bio Lüge – http://www.dietierfreunde.de/ inhalte/info/schutz/sonstiges/bio_luege.htm | Stand: 23.11.2010

50. Naturland e. V. – Richtlinien – http://www.naturland.de/fileadmin/ MDB/documents/Richtlinien_deutsch/Naturland-Richtlinien_Erzeugung.pdf (S. 23) | Stand: 23.11.2010

51. Der Transport ist verantwortlich für insgesamt 13 % der globalen Erwärmung. Steinfeld, H., P. Gerber, et al., Livestock's Long Shadow: Environmental Issues and Options. Rome, Food and Agriculture Organization of the United Nations (FAO, 2006).

52. Robert Goodland, Jeff Anhang, Livestock and Climate Change – Worldwatch Institute / Anhang - http://www.worldwatch.org/files/pdf/ Livestock%20and%20Climate%20Change.pdf | Stand: 03.12.2010

53. Jesko Hirschfeld, Julika Weiß, Marcin Preidl, Thomas Korbun, Klimawirkungen der Landwirtschaft in Deutschland – http://www. ioew.de/uploads/tx_ukioewdb/IOEW-SR_186_Klimawirkungen_Landwirtschaft_02.pdf, S.123 | Stand: 24.10.2010

54. Jesko Hirschfeld, Julika Weiß, Marcin Preidl, Thomas Korbun, Klimawirkungen der Landwirtschaft in Deutschland – http://www. ioew.de/uploads/tx_ukioewdb/IOEW-SR_186_Klimawirkungen_Landwirtschaft_02.pdf, S.70 | Stand: 24.10.2010

55. Claus Leitzmann, Markus Keller, Vegetarische Ernährung (Ulmer 2010), S. 334.

56. Danielle Nierenberg, Lisa Mastny, Happier meals: rethinking the global meat industry (Worldwatch Institute 2005), S. 24.

57. Steinfeld, H., P. Gerber, et al., Livestock's Long Shadow: Environmental Issues and Options. Rome, Food and Agriculture Organization of the United Nations (FAO, 2006).

58. Wolfgang Sachs, Fair Future: begrenzte Ressourcen und globale Gerechtigkeit : ein Report (C. H. Beck 2005), S. 101.

59. L. Reijnders, Environmental impacts of meat production and vegetarianism. In: Sabaté, J. (ed.) Vegetarian Nutrition, CRC Press 2001. S. 449.

60. Steinfeld, H., P. Gerber, et al., Livestock's Long Shadow: Environmental Issues and Options. Rome, Food and Agriculture Organization of the United Nations (FAO, 2006).

61. BUND, Fleischfabriken boomen, Umweltstandards sinken – http://www.bund.net/fileadmin/bundnet/publikationen/landwirtschaft/20060300_landwirtschaft_boom_massentierhaltung_studie_kurzfassung.pdf | Stand: 03.12.2010

62. Agrarheute.com – Kühe wären potente Energieproduzentinnen – http://www.agrarheute.com/neue_m%E4rkte/energie/k%FChe_w%E4ren_potente_energieproduzentinnen_.html?redid=327886 | Stand: 24.10.2010

63. Keith Thomas, Man and the natural world: a history of the modern sensibility (Pantheon Books 1983), S. 94.

64. Anke Hunold, Brüten für den Weltmarkt, ARD 24. Oktober 2010, 13:15 Uhr, 8:45 min – http://www.daserste.de/doku/beitrag_dyn~uid,3jgcj8iwsy7lpege~cm.asp

65. John Robbins, Diet for a new america (HJ Kramer 1998), S. 86.

66. Karl Marx, Ökonomisch-philosophische Manuskripte, 1844, S. 100. Digit. Bibliothek 11: Marx/Engels, S. 668 f.

67. Barbara Noske, Beyond Boundaries: Humans and Animals (Black Rose Books 1997), S. 19.

68. Gerhard Hegmann, McDonald's wird grün – http://www.stern.de/wirtschaft/news/unternehmen/neues-logo-mcdonaldswird-gruen-1523753.html | Stand: 30.10.2010

69. Sigrid Trotz, Nachhilfe für McDonald's in Sachen Urwaldschutz – http://www.greenpeace.de/themen/waelder/nachrichten/artikel/nachhilfe_fuer_mcdonalds_in_sachen_urwaldschutz/ | Stand: 30.10.2010

70. Toralf Staud, Klarsicht dank Ölteppich – http://www.taz.de/1/zukunft/umwelt/artikel/1/klarsicht-dankoelteppich/ | Stand: 03.03.2011

71. Samuel Jackisch. Das Märchen vom grünen Riesen – http://www.spiegel.de/wirtschaft/unternehmen/0,1518,666984,00.html | Stand: 03.03.2011

72. Der Spiegel, Umstrittene Werbung: Der Kampf gegen die CMA http://www.spiegel.de/fotostrecke/fotostrecke-39378.html | Stand: 03.03.2011

73. Der Spiegel, CMA wird endgültig abgewickelt – http://www.spiegel.de/wirtschaft/0,1518,611695,00.html | Stand: 03.03.2011

74. Volxküche bezeichnet eine Gruppe, die regelmäßig zusammen kocht und das Essen zum Selbstkostenbeitrag ausgibt. Volxküchen gibt es in den meisten größeren Städten.

75. Food Not Bombs ist eine weltweite Bewegung, die Nahrung von Märkten, Herstellern etc. sammelt. Daraus wird vegetarisches oder veganes Essen zubereitet, das unentgeltlich an Menschen abgegeben wird.

Kapitel 3

1. Immanuel Kant, Kritik der praktischen Vernunft (Hamburg 1974), S. 186.

2. Immanuel Kant, Kritik der praktischen Vernunft (Hamburg 1974), S. 89/135.

3. Jeremy Bentham, An Introduction to the Principles of Morals and Legislation (1789), S. 311.

4. Orginialtext: „If the being eaten were all, there is very good reason why we should be suffered to eat such of them as we like to eat: we are the better for it, and they are never the worse. They have none of those long-protracted anticipations of future misery which we have. But is there any reason why we should be suffered to torment them? Not any that I can see. Are there any why we should not be suffered to torment them? Yes, several." – Jeremy Bentham, An Introduction to the Principles of Morals and Legislation (1789), S. 311.

5. Jan Rohls, Mohr Siebeck, Geschichte der Ethik (Mohr Siebeck 1999), S. 485.

6. Ebd., S. 672.

7. Peter Singer, Praktische Ethik (Reclam 1994), S. 174.

8. Durch Singers Thesen in „Praktische Ethik" sehen viele Menschen die Gefahr, dass die Tötung behinderter, kranker oder alter Menschen als mögliche Handlungsvariante diskutierbar wird. Auch seine Einteilung in die Kategorien „lebenswert/-unwert" legt Assoziationen zu den Euthanasieprogrammen der Nationalsozialisten nahe. In einer späteren Auflage von „Praktische Ethik" äußert sich Singer zu den Protesten gegen ihn. Er wehrt sich darin gegen Vergleiche mit dem Dritten Reich und kritisiert eine fehlende Diskussionsbereitschaft.

9. Peter Singer, Animal Liberation (Rowohlt 1996), S. 35.

10. Joan Dunayer, Speciesism (Ryce Publishing 2004), S. 5.

11. Immanuel Kant , Kritik der praktischen Vernunft, (Meiner Verlag 2003), S. XXIV.

12. Ursula Wolf, Das Tier in der Moral (Klostermann 2004), S. 151.

13. § 1 Absatz 1 Satz 2 TierSchG

14. Die Tierschutz-Schlachtverordnung legt fest, dass Eintagsküken durch Vergasen (Kohlendioxidexposition), Kopfschlag oder Schreddern (Homogenisation) getötet werden müssen. – http://www.gesetze-iminternet.de/tierschlv/anlage_3_28.html | Stand: 03.11.2010

15. Landestierschutzbeauftragte Hessen, Millionenfache Tötung von männlichen Eintagsküken – http://www.tierschutz.hessen.de/irj/ Tierschutz_Internet?uid=98c65636-c25d-3111-0104-3bf5aa60dfac | Stand: 03.11.2010

16. Tom Regan, The case for animal rights (University of California Press 2004), S. XXXIV.

17. Ebd, S. XXXI.

18. Gary Lawrence Francione, Introduction to animal rights: your child or the dog? (Temple University Press 2000), S. 165.

19. Wikipedia.de – Animal Liberation Front – http://de.wikipedia.org/wiki/ Animal_Liberation_Front | Stand: 03.03.2011

20. Auch andere Unterdrückungsverhältnisse schlagen sich in unserer Sprache nieder. So untersuchen einige Sprachkritiker_innen Sprache auf ihren sexistischen und rassistischen Gehalt.

21. Um diese oft wertende Trennung aufzulösen, sprechen einige Tierrechtler_innen von „nicht-menschlichen Tieren". Sie drücken damit aus, dass Menschen im Umkehrschluss als Angehörige einer bestimmten Tierart unter vielen kategorisiert werden können, also statt eines hierarchischen Verhältnisses, ein gleichwertiges besteht.

22. Ich benutze bewusst die maskuline Form „Fleischer", da dieser „Beruf" überwiegend von Männern ausgeübt wird.

23. Das kann provokativ wirken, weil damit zugleich ausdrückt wird, dass der Fleischer ein Täter, in dem Fall ein Mörder, ist.

Kapitel 4

1. Weitere Faktoren die Zivilisationskrankheiten hervorrufen: Umweltgifte, Stress, Alkohol, Nikotin, Bewegungsmangel, Lärmbelastung etc.
2. Colin Campbell, The China Study (BenBella Books 2006), S. 7.
3. Cholesterin wird im Körper transportiert, indem es an Lipoproteine gebunden wird. Das LDL (Low Density Lipoprotein) transportiert im Vergleich zum HDL (High Density Lipoprotein) den größten Cholesterinanteil zu den Zellen, und wird daher auch oft, umstrittenerweise, als „schlechtes Cholesterin" bezeichnet – Ingo Besenthal, Klinikleitfaden Labordiagnostik (Elsevier, Urban & Fischer Verlag 2008), S. 169.
4. Colin Campbell, The China Study (BenBella Books 2006), S. 119.
5. Richard Rost (Hg.), Lehrbuch der Sportmedizin (Deutscher Ärzteverlag 2001), S. 469.
6. Colin Campbell, The China Study (BenBella Books 2006), S. 78.
7. Hans-Jürgen Holtmeier, Cholesterin: zur Physiologie, Pathophysiologie und Klinik (Springer 1996), S. 171.
8. Gill Langley, Vegane Ernährung (Echo Verlag 1999), S. 219.
9. Bernhard Watzl, Claus Leitzmann, Bioaktive Substanzen in Lebensmitteln (Georg Thieme Verlag 2005), S. 56.
10. Vegetariern geht es gesundheitlich deutlich besser, Der Praktische Arzt, Nr. 3/1992
11. RDA (Recommended Daily Allowance) bezeichnet die empfohlene Tagesdosis von Nährstoffen, festgelegt von Ernährungswissenschaftlern.
12. A. Waldmann, JW. Koschizke, C. Leitzmann, A. Hahn, Dietary intakes and lifestyle factors of a vegan population in Germany: results from the German Vegan Study. European Journal of Clinical Nutrition 57 (24. Juli 2003), S. 953.
13. Kerrie K. Saunders, The Vegan Diet (Lantern 2003), S. 32.
14. Timothy J. Key, Paul N. Appleby, Magdalena S. Rosell, Health effects of vegetarian and vegan diets, Proceedings of the Nutrition Society (2006), 65, S. 37.
15. Heinrich Kasper, Ernährungsmedizin und Diätetik (Elsevier, Urban & Fischer Verlag 2009), S. 72.
16. Kay Brune, Pharmakotherapie: Klinische Pharmakologie (Springer, 2010), S. 126.

17. Richtlinie 2008/100/EG der EU-Kommission vom 28. Oktober 2008 zur Änderung der Richtlinie 90/496/EWG des Rates über die Nährwertkennzeichnung von Lebensmitteln hinsichtlich der empfohlenen Tagesdosen, der Umrechungsfaktoren für den Energiewert und der Definitionen.

18. Heinrich Kasper, Ernährungsmedizin und Diätetik (Elsevier, Urban & Fischer Verlag 2009), S. 79.

19. BfR – Gesundheitliche Riskiken durch zu hohen Jodgehalt in getrockneten Algen – http://www.bfr.bund.de/cm/208/gesundheitliche_risiken_durch_zu_hohen_jodgehalt_in_getrockneten_algen.pdf | Stand: 05.12.2010

20. C. Leitzmann, M. Keller, Vegetarische Ernährung (Ulmer 2010), S. 235.

21. Ebd, S. 236.

22. Richtlinie 2008/100/EG der EU-Kommission vom 28. Oktober 2008 zur Änderung der Richtlinie 90/496/EWG des Rates über die Nährwertkennzeichnung von Lebensmitteln hinsichtlich der empfohlenen Tagesdosen, der Umrechungsfaktoren für den Energiewert und der Definitionen.

23. Colin Campbell, The China Study (BenBella Books 2006), S. 205.

24. Richtlinie 2008/100/EG der EU-Kommission vom 28. Oktober 2008 zur Änderung der Richtlinie 90/496/EWG des Rates über die Nährwertkennzeichnung von Lebensmitteln hinsichtlich der empfohlenen Tagesdosen, der Umrechungsfaktoren für den Energiewert und der Definitionen.

25. So handelt es sich z. B. bei B12 in Algen um inaktive Vitamin-B12-Analoga, die vom menschlichen Stoffwechsel nicht verwertet werden und die Aufnahme von Vitamin B12 sogar behindern können.

26. C. Leitzmann, M. Keller, Vegetarische Ernährung (Ulmer 2010), S. 245.

27. Ebd.

28. Ebd., S. 247.

29. z. B. www.rootsofcompassion.org.

30. Herbert V, Das KC, Folic acid and vitamin B12. In: Shils ME, Olson JA, Shike M, eds. Modern Nutrition in Health and Disease. 8th ed. Philadelphia, Lea & Febiger, 1994:402-25.

31. Iris Berger, Vitamin-B12-Mangel bei veganer Ernährung (Ibidem 2009), S. 29.

32. Wolfgang Herrmann, Rima Obeid, Ursachen und frühzeitige Diagnostik von Vitamin-B12-Mangel. Deutsches Ärzteblatt, Jg. 105, Heft 40, S. 684.

33. Ebd., S. 681.

34. Heinz Troxler, Martin Hersberger, Matthias Baumgartner, Methylmalonsäure zur Bestimmung des Vitamin B12-Mangels. Schweiz Med Forum 2008; 8 (43), S. 825.

35. Kosten der Untersuchung bei meinem Hausarzt im November 2010.

36. Rosell MS, Lloyd-Wright Z, Appleby PN, Sanders TA, Allen NE, Key TJ. Long-chain n-3 polyunsaturated fatty acids in plasma in British meat-eating, vegetarian, and vegan men. Am J ClinNutr. 2005; 82(2):327-334.

37. Harris WS, International recommendations for consumption of long-chain omega-3 fatty acids. Journal of Cardiovascular Medicine (Hagerstown), 2007 Suppl 1, S. 50.

38. Heinrich Kasper, Ernährungsmedizin und Diätetik (Elsevier, Urban & Fischer Verlag 2009), S. 32.

39. C. Leitzmann, M. Keller, Vegetarische Ernährung (Ulmer 2010), S. 266.

Kapitel 5

1. BMELV – Lebensmittelzusatzstoffe – http://www.bmelv.de/cae/servlet/contentblob/382688/publicationFile/21941/Lebensmittelzusatzstoffe.pdf | Stand: 03.11.2010

2. Heike Sonnberger, Warum niemand weiß, was wir wirklich essen – http://www.spiegel.de/wissenschaft/mensch/0,1518,571277,00.html | Stand: 23.11.2010

3. EFSA schließt den ersten Teil der umfassenden Sicherheitsüberprüfung von Aromastoffen ab – http://www.efsa.europa.eu/de/press/news/cef101109.htm | Stand: 25.11.2010

4. Wissensforum Backwaren – Trennmittel – http://www.wissensforum-backwaren.de/files/wfb_broschuere21_d.pdf | Stand: 04.11.2010

5. vegan.de – Bier – http://www.vegan.de/guide/lebensmittel/bier.shtml | Stand: 06.12.2010

6. Rudolf Heiss, Lebensmitteltechnologie: biotechnologische, chemische, mechanische und thermische Verfahren der Lebensmittelverarbeitung (Springer 2003), S. 263.

7. EU – Guidance on Submissions for Food Additive Evaluations by the

Scientific Committe on Food – http://ec.europa.eu/food/fs/sc/scf/
out98_en.pdf, S. 12.

8.   www.peta.de – Tierfreundliches Einkaufen leicht gemacht – http://
      www.peta.de/web/kosmetik.1724.html | Stand: 03.03.2011

9.   Philip Morris will mehr Tierversuche erzwingen – http://www.spiegel.
      de/wissenschaft/mensch/0,1518,550233,00.html | Stand: 06.12.2010

10.   Kochen ohne Knochen # 04/2010, S. 24.

Kapitel 6

1.   Barbara McDonald, Once you know something, you can't not know it:
      An empirical look at becoming vegan. Society and Animals, 2000, 8 (1),
      S. 1.

2.   Jack Mezirow, Edward W. Taylor, Transformative Learning in Practice:
      Insights from Community, Workplace, and Higher Education (Jossey-
      Bass 2009), S. 19.

3.   Ebd, S. 148.

4.   Gary Francione. Introduction to animal rights: your child or the dog?
      (Temple University Press 2000), S. 4.

5.   Barbara McDonald, Once you know something, you can't not know it:
      An empirical look at becoming vegan. Society and Animals, 2000, 8 (1),
      S. 7.

6.   Barbara McDonald et al., An Ecological Perspective of Power in
      Transformational Learning: A Case Study of Ethical Vegans, Adult
      Education Quarterly November 1999, vol. 50 no. 1, S. 5-23.

Kapitel 7

1.   Liu, K. S., Soybeans: Chemistry, Technology and Utilization (Internatio-
      nal Thompson Publishing 1997), S. 25.

2.   Ebd., S. 66.

3.   100 g getrocknete Sojabohnen enthalten 37,6 g Eiweiß – Friedrich
      Senser, Heimo Scherz, Eva Kirchhoff, Der kleine Souci/Fachmann/
      Kraut, Lebensmitteltabelle für die Praxis (Wissenschaftliche Verlagsge-
      sellschaft 2004), S. 330.

4.   Soyatech – Soy Facts – http://www.soyatech.com/soy_facts.htm | Stand:

06.12.2010

5. Tadayoshi Masuda, Peter D. Goldsmith, World Soybean Production: Area Harvested, Yield, and Long-Term Projections International Food and Agribusiness Management Review, Volume 12, Issue 4, 2009, S. 144.

6. Nach eigenen Angaben der Hersteller Life Food GmbH, Natumi AG, Tofutown.com GmbH.

7. Taifun – Taifun Tofu Richtlinien – http://www.taifun-tofu.de/de/sojaanbau/taifun_tofu_leitlinien.php?NID1=2&NID2=1&NID3=0 | Stand: 14.10.2010

8. Wilhelm Riede, Die Aufgaben der deutschen Sojazüchtung. MfdL, 54, H. 41, S. 897.

9. Joachim Drews, Die „Nazi-Bohne" – Anbau, Verwendung und Auswirkung der Sojabohne im Deutschen Reich und Südosteuropa (Lit-Verlag 2004), S. 76.

10. Friedrich Senser, Heimo Scherz, Eva Kirchhoff, Der kleine Souci/Fachmann/Kraut, Lebensmitteltabelle für die Praxis (Wissenschaftliche Verlagsgesellschaft 2004), S. 330.

11. Das in Soja enthaltene Isoflavon Genestein löst bei Spermien im weiblichen Körper einen Reifungsprozess aus, der für die Befruchtung der Eizelle notwendig ist. Zu viel Genestein im Zervixschleim könne aber zur Folge haben, dass dieser Reifungsprozess frühzeitig ausgelöst und eine Befruchtung somit verhindert wird. – http://www.innovationsreport.de/html/berichte/studien/bericht-45704.html | Stand: 06.12.2010

12. Die zugrunde liegende Untersuchung umfasste allerdings lediglich 99 Männer, die Patienten in einer Reproduktionsklinik waren. Keine Auswirkungen habe ein hoher Sojakonsum laut dieser Studie auf Beweglichkeit und Morphologie der Spermien sowie auf das Ejakulationsvolumen.

13. Wu et al.: Epidemiology of soy exposures and breast cancer risk. Br J Cancer. 2008; 98 (1): 9-14. Epub 2008 Jan 8.

14. Hermann M. Bolt, Gisela H. Degen, Hormoneffekte von Chemikalien in Nahrung und Umwelt – http://www.rzuser.uniheidelberg.de/~h05/Vorlesung/BoltHormone.pdf | Stand: 14.10.2010

15. Gill Langley, Vegane Ernährung (Echo-Verlag 2001), S. 161.

16. Verordnung (EWG) Nr. 1898/87 des Rates vom 2. Juli 1987 über den Schutz der Bezeichnung der Milch und Milcherzeugnisse bei ihrer

Vermarktung – http://eur-lex.europa.eu/LexUriServ/LexUriServ.
do?uri=CELEX:31987R1898:DE:HTML | Stand: 14.10.2010

17.   Ota Mikolasek, Marianne Müller, Helmut Winter, Günter Rachfahl,
Das große Lexikon der Hotellerie und Gastronomie (Behr 2004), S. 565.

18.   Liu, K. S., Soybeans: Chemistry, Technology and Utilization (International Thompson Publishing 1997), S. 165.

19.   Bern Drosihn, Tofu – Vom skurrilen Kampf um ein unscheinbares
Weltnahrungsmittel (Ventil Verlag 2010), S. 70.

20.   Ebd.

21.   William Shurtleff, Akiko Aoyagi, History of Soybeans and Soyfoods in
Australia, New Zealand and Oceania (1770-2010): Extensively Annotated
Bibliography and Sourcebook (Soyinfo Center 2010), S. 167.

22.   Nutritiv, Seitan – http://de.nutritiv.org/kalorien-vitaminemineralstoffe/
seitan/2845 | Stand: 14.10.2010

Kapitel 8

1.   Journal of the American Dietetic Association, July 2009, Volume 109,
Number 7, S. 1277.

2.   Ebd.

3.   Heinrich Kasper, Ernährungsmedizin und Diätetik (Elsevier, Urban &
Fischer Verlag 2009), S. 32.

4.   Vegan Society, Protein - http://vegansociety.com/lifestyle/nutrition/
protein.aspx | Stand: 03.03.2011

5.   Gill Langley, Vegane Ernährung (Echo Verlag 1999), S. 113.

6.   Journal of the American Dietetic Association, July 2009, Volume 109,
Number 7, S. 1277.

7.   W. D. Clark, W.R. Cox, F.G. Silversides: Bone Fracture Incidence in
End-of-Lay High-Producing, Noncommercial Laying Hens Identified
Using Radiographs. In: Poultry Science 87, Nr. 10., 2008, S. 1964-1970

8.   Gerald Rimbach,Jennifer Möhring,Helmut F Erbersdobler, Lebensmittel Warenkunde für Einsteiger (Springer, 2010) S. 68.

9.   Benedikt Sarreiter, Der große Flausch-Angriff - http://sz-magazin.
sueddeutsche.de/texte/anzeigen/28879 | Stand: 03.03.2010

10.   Statistisches Bundesamt, Wiesbaden 2010 | Stand: 23.11.2010

11.   Zur Ernährung des weltweiten Tierbestandes sind 80 % der weltweiten

Sojaernte und mindestens die Hälfte der weltweiten Maisernte nötig. Gowri Koneswaran, Danielle Nierenberg, Global Farm Animal Production and Global Warming: Impacting and Mitigating Climate Change Environ Health Perspect. 2008 May; 116 (5): 578-582. – http://www.ncbi.nlm.nih.gov/pmc/articles/PMC2367646/ | Stand: 08.03.2011

12. Deutsche Haushalte werfen jedes Jahr Lebensmittel im Wert von 400 € weg – http://www.econitor.de/magazin/lifestyle/service/news/weltspartag-deutsche-haushalte-werfen-jedes-jahrlebensmittel-imwert-von-400-e-weg_10912.html | Stand: 06.12.2010

Register

Über den Autor

Marc Pierschel, geb. 1978, ist Soziologe (M.A.) und lebt in Münster. 2001 gründete er das Kollektiv *Roots of Compassion* mit dem Ziel, anderen Menschen den Tierrechts-/Tierbefreiungsgedanken und die vegane Lebensweise näher zu bringen. Er ist Autor des Kochbuchs *Vegan lecker lecker*. Marc Pierschel lebt seit 10 Jahren vegan.

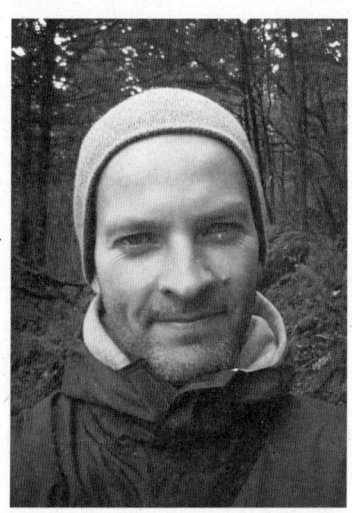

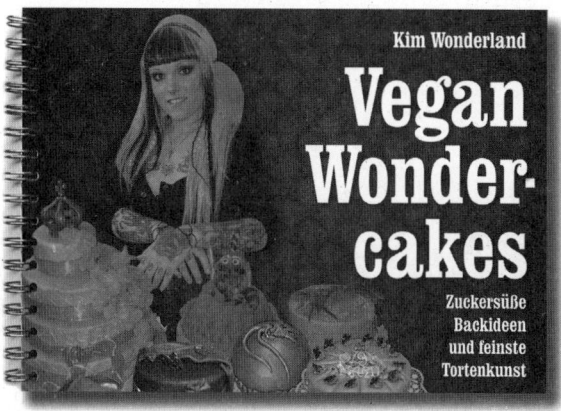

Kim Wonderland
Vegan Wondercakes
Zuckersüße Backideen und feinste Tortenkunst

100 Seiten | zahlr. Abb. | Ringbuch | 2. Aufl. 2011
ISBN 978-3-00-032830-5

Sie verzaubert alle: Veganer, Nicht-Veganer, Allergiker und Zuckerkunst-Liebhaber. Kim, die Gründerin von Vegan-Wondercake-Catering, ist „Vegan Cake Artist" und für vegane Tortenkunst und extravagantes Backwerk bekannt.

In diesem Buch finden sich köstliche Cremefüllungen, feinste Cookie- und Kuchenrezepte, leckere Cupcakes und ausgefallene Tortenideen. Kim verrät so manches Geheimnis, führt Dich in die Welt der zuckersüßen Backideen und zeigt Dir Schritt für Schritt, wie eine mehrstöckige Traumtorte entsteht.

Das ist tierleidfreier Genuss in seiner schönsten Form! With Love. For the Animals.

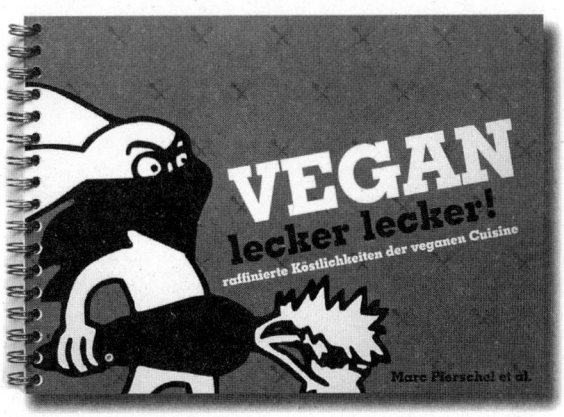

Marc Pierschel et al.
Vegan lecker lecker!
Raffinierte Köstlichkeiten der veganen Cuisine

100 Seiten | zahlr. Abb. | Ringbuch | 3. Aufl. 2010
ISBN 978-3-00-026420-7

Unlecker war gestern! Denn „Vegan lecker lecker!"
bietet knapp 100 spannende Rezepte fernab von
Tütensuppe, Mikrowellengericht und Dosenfraß. Anhand
einfach beschriebener, bebilderter Rezepte lassen
sich im Handumdrehen raffinierte Köstlichkeiten der
veganen Cuisine zaubern. Tofu-Satay, Seitan Deluxe,
Boston-Cream-Donuts, Erdnuss-Schoko-Cupcakes oder
Tofu-Nuggets lassen garantiert jedem das Wasser im
Mund zusammenlaufen.
Egal ob Hobbypfannenwender oder Profiteigrollerin, ob
3-Sterne-Menü oder 5-Minuten-Snack, mit "Vegan lecker
lecker!" ist für jeden guten Geschmack etwas dabei.